그림과 동영상으로 보는

척추 영상유도 중재술

Interventional pain procedures

Handbook and Video Guide

QR코드
동영상 수록

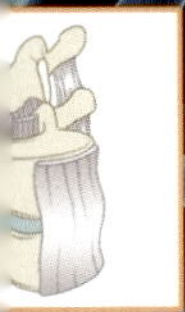
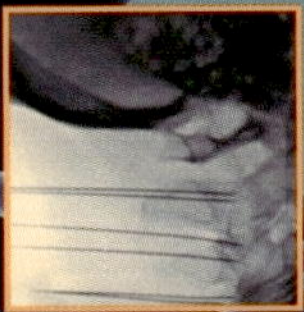
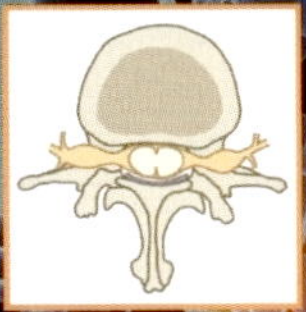

저 : Michael Sabia, Rajat Mathur

역 : 서울선정형외과 통증센터

(고동찬, 김기영, 박광선, 심정인, 이승훈)

MEDIAN
메디안북

그림과 동영상으로 보는

척추 영상유도 중재술

Interventional pain procedures

Handbook and Video Guide

인 쇄 : 2022년 1월 10일
발 행 : 2022년 1월 20일

저 자 : Michael Sabia, MD, Rajat Mathur, MD
역 자 : 서울선정형외과 통증센터(고동찬, 김기영, 박광선, 심정인, 이승훈)
발행인 : 김용덕
발행처 : 메디안 북
편 집 : 최수정
등 록 : 제 25100-2010-51호
주 소 : 서울시 마포구 마포대로 63-8, 818호(도화동 삼창프라자 빌딩)
전 화 : 02-732-4981
팩 스 : 02-711-4981
홈페이지 : www.mcbooks.co.kr

ISBN : 979-11-90450-62-1 93510

정 가 : 40,000원

The original English language work;
Interventional pain procedures, first edition,
9781620701027
by Michael Sabia MD and Rajat Mathur MD
has been published by; Springer Publishing Company
New York, NY, USA

그림과 동영상으로 보는

척추 영상유도 중재술

Interventional pain procedures

Handbook and Video Guide

저 : Michael Sabia, MD
Rajat Mathur, MD

역 : 서울선정형외과 통증센터
(고동찬, 김기영, 박광선, 심정인, 이승훈)

MEDIAN
메디안북

저자 서문

통증 관리를 위한 영상 유도 중재술은 촉진 지침(palpation guidance)과 함께 수행된 이후로 발전했습니다. 이후 형광 투시 유도 중재술을 활용한 통증 관리가 척추 통증의 치료에 등장했습니다. 레지던트 또는 펠로우쉽 기간 동안 수련의들은 표준치료 및 광범위한 중재적 통증 관리 기술에 대한 경험이 제한적인 경우가 많습니다. 다양하고 우수한 자료들이 있지만, 중재적 통증 관리 기술을 배우고 가르치는 데에 있어서 멀티미디어의 활용이 부족한 상태입니다.

이 핸드북의 목표는 중재적 통증 관리를 시행하는 의사에게 신속하고 정확한 참고 자료를 제공하는 것과 중재 절차에 대한 역동적인 교육을 가능하게 하고 일반적으로 수행되는 중재적 통증 관리 절차에 대한 기술을 이해하고 시각화하는 것입니다.

또한 중재적 통증 관리 의사가 치료하며 접하는 일반적인 통증의 원인, 신체검사 방법 및 치료 계획도 담고 있습니다.

이 책에 사용된 의료 삽화를 그려주신 Dr. Ramesh Mathur에게 감사드립니다.

Michael Sabia

Rajat Mathur

역자대표 서문

통증 치료에 있어서 영상 유도 장치(C-arm)를 이용한 중재적 치료법은 통증 치료의 중요한 술기 중 하나입니다. 현재까지도 통증 치료를 하는 많은 의사들이 영상 유도 장치(C-arm)를 이용한 중재적 치료법을 많이 사용하고 있고, 특히 경추나 요추의 경우에 그 중요성은 더욱 더 큽니다.

최근 들어 영상 유도 장치(C-arm)를 이용한 중재적 치료법보다 초음파를 이용한 중재적 치료법들이 더욱더 널리 알려지면서 초음파를 이용한 진단, 치료법을 다룬 책들을 많이 볼 수 있습니다. 하지만 영상 유도 장치(C-arm)를 이용한 중재적 치료법에 대해 다룬 책들은 잘 찾아보기가 어렵습니다. 아마도 영상 유도 장치(C-arm)를 이용한 중재적 치료법은 대부분 수련의 과정 또는 임상에서 경험적으로 배우거나 익히는 경우가 더 많기 때문일 것입니다. 임상적 경험이나 기회는 제한적이라는 점에서 이 책은 영상 유도 장치(C-arm)를 이용한 중재적 치료를 시작하려는 분들에게 좋은 시작점이 될 것입니다.

이 책은 영상 유도 장치(C-arm)를 이용한 다양한 중재적 치료법에 대해 핸드북 형식으로 보기 쉽게 정리되어 있습니다. 더불어 각 술기의 영상을 제공하여 보다 더 입체적으로 접근할 수 있는 방향을 제시하였습니다. 각 치료법의 적응증부터 주의해야할 점과 합병증까지 포괄적으로 정리되어 있습니다.

원저의 내용이 그대로 전달될 수 있도록 번역에 최선을 다했습니다. 함께 번역에 힘써주신 여러 원장님들께도 감사의 말씀드립니다. 이 책이 C-arm을 이용해 통증 치료를 하시는 여러 선생님들에게 도움이 되시길 바랍니다.

서울선정형외과 척추센터

센터장 고동찬

추천사

이렇게 훌륭한 책에 추천사를 맡겨 주셔서 감사드립니다.

영상 유도 장치(C-arm)를 이용한 중재적 치료법은 통증 치료에 있어서 중요한 술기 중 하나입니다. 특히 척추 통증의 경우, 영상 유도 장치(C-arm)를 이용한 치료의 필요성과 중요성은 일선 진료에서 여러 번 강조해도 지나치지 않습니다.

이 책은 척추 통증 환자 진료에 필요한 척추 해부학부터 질환의 진단, 검사, 치료까지의 과정을 알기 쉽게 간결하게 나열해 영상 유도 장치(C-arm)를 이용한 중재적 치료법에 관심있는 선생님들에게 좀 더 편하게 책에 접근할 수 있도록 구성되었습니다.

또한 각 술기들의 과정을 시간순으로 나열하였고 동영상 자료도 첨부되어 있어 임상 적용이 더욱 용이합니다.

핸드북의 경우 짧은 시간에 빠르게 찾아볼 수 있게 구성하는 것도 중요합니다. 그런 의미에서, 가독성을 높이기 위한 방향으로 번역한 것이 눈에 띄는 이 책의 장점으로 여겨집니다.

임상에서 널리 사용되는 영상 유도 장치(C-arm)를 이용한 신경차단술을 처음 접하시는 선생님들께는 좋은 지침서가 될 것입니다. 이미 시행하고 계신 선생님들께는 기초부터 술기까지 빠르게 정리해볼 수 있는 책으로 추천해 드립니다.

감사합니다.

대한근골격계초음파학회 회장

정재현

추천사

영상 장치 유도 하에 중재술을 시행하는 것은 시술의 안전성 및 정확도를 높이는 데 있어 매우 중요합니다. 본 핸드북은 중재술을 시행하는 일련의 과정을 기술함으로써, 실질적으로 시술의 과정에 필요한 가이드를 제시하였습니다.

특히나, 각 시술마다 영상 장치(C-arm)의 배열을 맞추고 시술에 필요한 영상 view를 얻는 팁을 간결하게 기술하였습니다. 성공적인 영상 장치 유도 하에 중재술은 C-arm의 배열을 잘 맞추어 시술에 적절한 view를 얻는 것부터 시작합니다. 또한 시술과정에 대한 기술에 앞써 각 시술에 대한 해부학, 영상학, 병태생리학적 근거를 짧고 간결하게 요약해 놓아 단순히 기술적인 측면으로만 접근하지 않았습니다.

이 책은 영상 장치 유도 하에 중재술을 시행하는 많은 의사 분들의 진료실에 한 켠을 차지하여 손쉽게 도움을 건내 줄 수 있는 매력을 지닌 책입니다.

성균관대학교 강북삼성병원
통증클리닉 이승현

목차

List of Videos

통증 술기를 위한 척추와 척수신경의 해부학 (Anatomy of the Spine and Spinal Cord for Pain Procedures)

1

SPINE

척추는 정렬(alignment)을 유지하기 위해, 뼈와 뼈를 연결해 주는 인대와 근육으로 쌓아진 33개의 독립된 뼈로 이루어져 있다. 척주(vertebral column)는 33개의 척추뼈(vertebrae)로 구성된다(경추 7개, 흉추 12개, 요추 5개, 천추 5개, 미추 4개). C1과 C2는 비전형적이다(Figure 1.1).

척추의 주된 목적은 체간을 지지하고 척수(spinal cord)를 보호하는 것이다. 척주는 우리 몸의 주요 지지역할을 담당하여, 똑바로 서 있거나, 몸을 비틀거나 구부릴 수 있게 해 준다.

일차만곡(primary curvature)은 흉추와 천추에 있고, 이차만곡(secondary curvature)은 경추와 요추에 있다. 척주의 비정상적 만곡(curvature)에는 다음을 포함한다.

- 후만(Kyphosis) : 비정상적으로 증가된 thoracic curvature
- 전만(Lordosis) : 비정상적으로 증가된 lumbar curvature
- 측만(Scoliosis) : 척추의 lateral deviation

척추뼈의 크기와 모양은 머리쪽에서 꼬리쪽으로 갈수록 더 커지고 더 두꺼워진다. 전형적인 척추뼈는 척추체(vertebral body)와 관절, 근육 부착을 위한 여러 돌기(process)가 있는 척추궁(vertebral arch)으로 구성되어 있다.

- Vertebral body의 기능은 체중을 지지하는 것이다. Vertebral body는 intervertebral disk에 의해 서로 결합하여 cartilaginous joint를 형성한다.

Figure 1.1 **Lateral spinal column.**

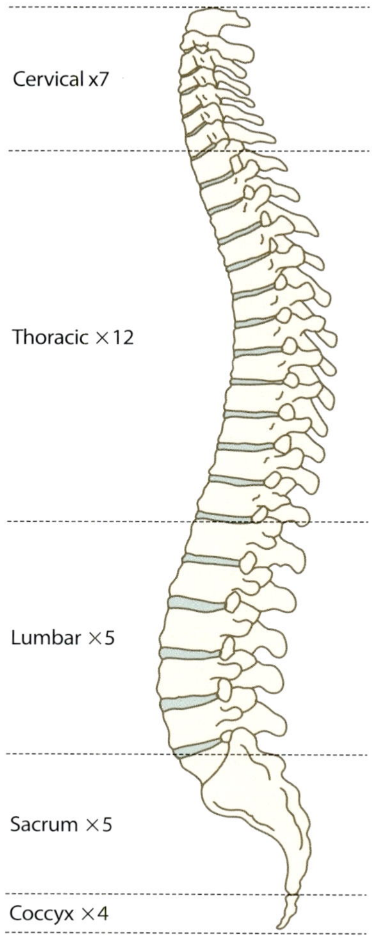

- Neural(vertebral) arch는 양옆으로 한 쌍의 pedicle 그리고 뒤쪽으로는 한 쌍의 lamina로 이루어져 있다. Neural arch는 vertebral body와 함께 neural foramen을 구성하며 spinal cord와 nerve root를 보호한다(Figure 1.2).

Figure 1.2 **Bony anatomy of the lumbar vertebra and the foramina.**

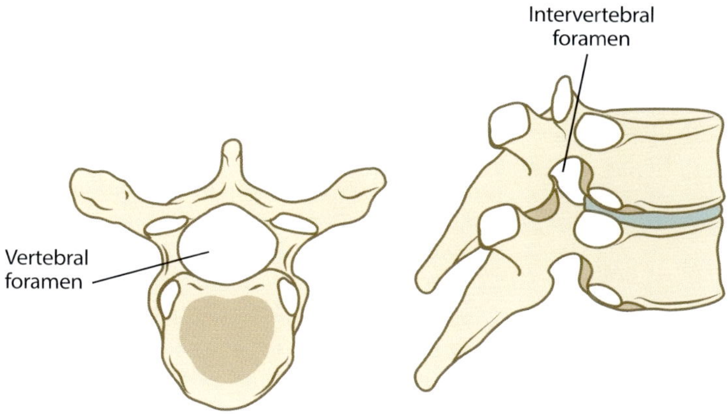

Vertebral arch는 다섯개의 process와 관련이 있다.

- Transverse process는 lamina와 pedicle이 만나는 지점으로 부터 양측으로 뻗어나간다. Transverse process는 T1에서 T10까지 rib tubercle과 관절을 이룬다.
- Spinous process는 C3에서 C7, T1에서 T12, 그리고 L1에서 L5에 위치하며, vertebral arch의 두 lamina가 만나는 지점에서 뒤쪽으로 뻗어나간다.
- Articular processes(zygapophyses)는 두개의 superior, 두개의inferior projection으로 인접한 척추뼈와 맞물리게 하는 역할을 하며 articular facet이라 불리는 접촉부분을 형성한다. Superior process는 위쪽으로 뻗어나가고 articular surface는 뒤쪽을 향한다. Inferior process는 아래쪽으로 뻗어나가고 articular surface는 앞쪽 그리고 바깥쪽을 향한다.
- Mammillary process는 각각의 요추와 보통 12번째 흉추의 superior articular process의 dorsal margin에 있는 작은 apophysis 또는 tubercle이다.
- Accessory process는 각 요추의 transverse process의 기저부 뒤쪽에 있는 작은 apophysis이다.

Foraminas of the vertebra

- Transverse foramen은 보통 C1에서 C6 vertebral body에서 보이는 작은 foramen이다. 여기에는 vertebral artery뿐 아니라 autonomic nerve와 작은 vein이 통과한다.
- Neural foramen이라고도 하는 intervertebral foramen은 인접한 척추뼈의 pedicle 사이의 foramen이다. 여기에는 vertebral canal을 빠져나온 spinal nerve 그리고 동반 혈관이 지나간다.
- Vertebral foramen은 vertebral body와 arch로 이루어진다. Vertebral foramen은 canal을 이루며 그 속으로 spinal cord와 meningeal covering, nerve root, 혈관들이 지나간다.

Special characteristics of the spine

- 경추는 vertebral body가 작으며 vertebral artery를 위한 foramen이 있고 좀 더 넓은 cervical spinal cord를 수용하기 위해서 vertebral canal 이 더 크다는 점에서 흉추와 요추와 다르다.
- C1 Atlas는 두개골을 받치고 있으며 경추중에 가장 넓다. Atlas는 body도 없고 spinous process도 없는 대신 anterior와 posterior arch와 양옆으로 위치한 transverse process로 이루어져 있다. 위쪽으로는, 두개골의 occipital condyle과 관절을 이루어 atlanto-occipital joint를 형성하며, 아래쪽으로는 axis(C2)와 atlantoaxial joint를 형성한다.
- C2 Axis에는 odontoid process가 있는데, 이것은 axis의 body로부터 위쪽으로 뻗어나와서 atlas의 superior arch와 관절을 이루어, atlas의 pivot motion을 가능하게 한다.
- C2-C6는 비슷하게 생긴 경추뼈로, 짧고 두개로 갈라진(bifid) spinous process가 있고 vertebral vessel이 지나가기 위한 transverse foramen이 있는 transverse process가 있다.

- C7은 vertebral prominens로도 알려져 있다. C7은 길고 수평인 spinous process를 가지며 두껍기 때문에 겉으로 두드러지게 보인다.
- 흉추에는 costal facet이 있다(superior, transverse, inferior). Superior costal facet은 척추뼈의 꼭대기와 rib이 관절을 이루는 곳이다. Transverse costal facet은 rib과 흉추의 transverse process가 관절을 이루는 곳이다. Inferior costal facet은 rib이 흉추의 body의 아랫면과 관절을 이루는 곳이다.
- 요추는 body가 크기 때문에 다른 척추뼈들과 구별되며 대부분의 체중을 지탱할 수 있게 디자인되었다. L5의 body는 척추뼈 body 중 가장 크다. 요추에는 costal facet이 없다.
- 천추는 융합된 커다란 삼각형의 뼈이다. 천추는 골반을 형성하는 뼈의 뒤쪽에 위치한다. 천추에는 양쪽으로 4개의 foramen이 있는데 first four sacral nerve의 ventral, dorsal root가 여기로 나간다. Sacral ala라고 부르는 천추의 위쪽 바깥쪽 부분은, 제1 천추의 유합된 transverse process와 유합된 costal process로 형성된다. Sacral hiatus는 정상적으로 천추의 하단 끝에서 틈을 만들며, vertebral canal을 노출시킨다. Sacral hiatus는 S5 lamina가 유합에 실패하면서 형성된다. Caudal epidural block을 시행할 때 sacral hiatus로 들어가게 된다.
- 미추(coccyx)는 4개의 미추뼈(coccygeal vertebrae)가 합쳐져서 형성된다.

Intervertebral disks

- 섬유륜(annulus fibrosus)은 추간판의 바깥쪽을 감싸고 있는 단단한 콜라겐성 물질로 안쪽의 수핵(nucleus pulposus)을 둘러싸고 안정성을 유지시켜주며 충격을 흡수한다.
- Nucleus pulposus는 intervertebral disk의 중심부에 있으며 annulus fibrosis를 통해 탈출하기도(herniate)하는데, 이 경우 spinal nerve의 root가 눌리게 된다. Nucleus pulposus의 주된 역할은 충격의 흡수이다.

Ligaments of the spine

- Anterior longitudinal ligament는 길고 두꺼운 인대로, spinal canal의 전체 길이 만큼 길게 펼쳐져 있으며 척주의 안정성을 주는데 도움을 준다. 이것은 척주내에서 spinal cord의 앞쪽으로 위치하며, flexion을 제한하고 overextension을 막아주는 역할을 한다. 또한 중력을 버티게 해준다.
- Posterior longitudinal ligament는 vertebral body와 intervertebral disk가 연결되도록 하며 척추의 후면을 지지한다. 주된 기능은 척추의 flexion을 제한하는 것이다. 가끔 이 인대는 axial low back pain을 유발하는 원인이 된다.
- Ligamentum flavum은 짧지만 두꺼운 인대로, C2부터 S1까지 척추의 lamina를 연결한다. 목에서는 얇고 넓으며 길다. 흉추에서는 두껍고 요추에서는 가장 두껍다. 이 인대는 척주의 후방에 위치하기 때문에 hypertrophy 되어 spinal stenosis를 유발하기도 한다. 또한 석회화 되는 경우 spinal injection 때 뚫기가 어려워지기도 한다.
- Ligamentum nuchae는 목의 후면 양쪽에 있는 근육 사이에 위치해 있다. 이 인대는 C7부터 occipital protuberance까지에 이르는 supraspinous ligament가 두꺼워지면서 형성된다. 이 인대는 atlas의 posterior tubercle과 경추의 spinous process 에 부착한다(Figure 1.3).

Biomechanics of the spine

- 흉요추 :
    1. 상부 흉추 부위(T1−T8)은 rib cage때문에 고정되어 있으며, 보호와 안정성을 제공한다.
    2. 이행 부위(T9−L2)는 고정되어 있고 후만된 부분과 유연한 요추 사이의 이행 지점이다. 이 부분은 외상이 더 잘 일어나는 곳이다.
    3. L3에서 천추 부위는 유연하다. 이 부위는 axial loading injury가 일어나는 곳이다.

Figure 1.3 **Ligaments of the spine.**

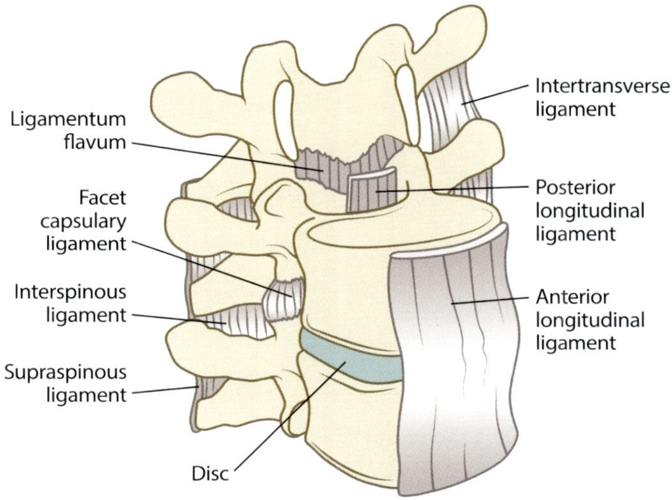

Three-column model of Denis

1. Model은 bone injury로부터 soft tissue injury를 예측하기 위해 사용된다. 이 model은 anterior column, middle column, posterior column으로 구성된다.
    a. Anterior column elements : vertebral bodies, intervertebral discs, rami communicantes, lumbar sympathetic chain
    b. Middle column elements : pedicles, neural foramina and contents, central canal and contents
    c. Posterior column elements : facet joint, lamina, pars inter articularis, facet articular processes, paraspinous muscles, spinous process, SI joint(Figure 1.4와 1.5)

Figure 1.4 A schematic of the three-column model of Denis.

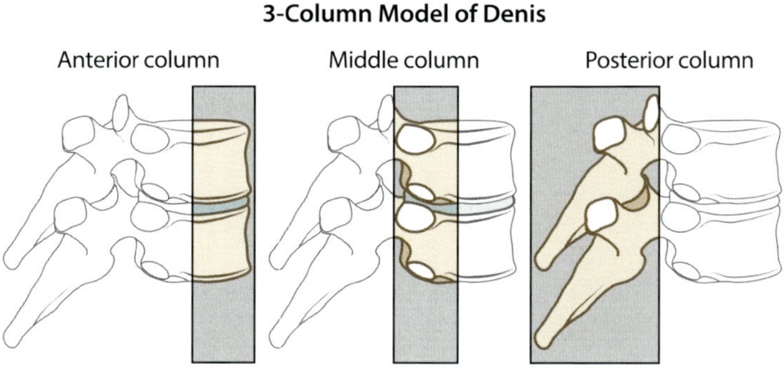

Figure 1.5 X-ray of the anterior middle and posterior columns.

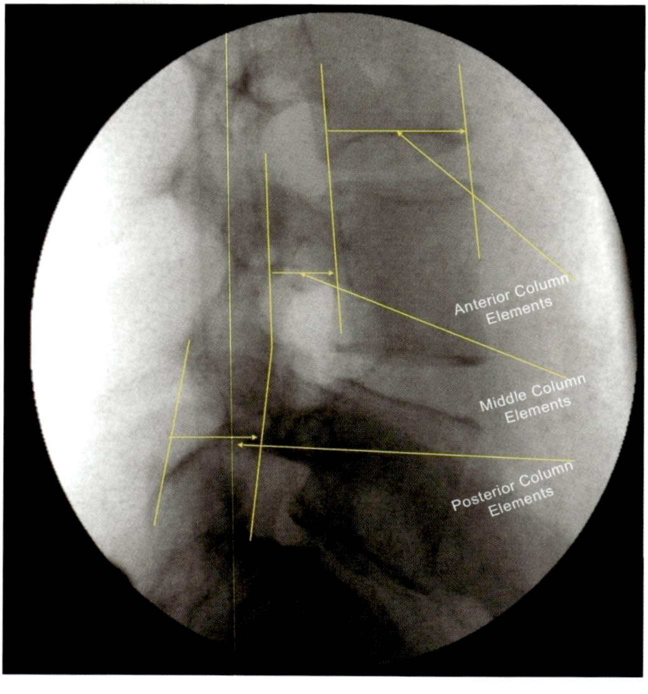

d. 척추의 안정성이 온전하려면 두 column은 온전해야 한다. 세 column 중 두 column이 무너지면 불안정성이 초래된다. 예를 들어, burst fracture의 경우 최소한 anterior와 middle column이 침범되게 되므로 언제나 불안정하다.

SPINAL CORD

Spinal cord는 subarachnoid space 내에 위치하며, spinomedullary junction에서 medulla oblongata로부터 연결된 foramen magnum에서 시작하여 첫 번째 또는 두 번째 요추 레벨까지 분포한다.

Filum terminale는 conus medullaris로부터 dural sac 그리고 dural sac에서부터 coccyx까지 분포하는 pia mater의 연장이다.

Spinal cord는 길고 거의 원통형의 구조물로 길이는 40~50 cm, 지름은 1~1.5 cm 정도이다. 길이는 남성의 경우 평균 45 cm, 여성은 42 cm이다. 성인의 spinal cord는 보통 첫 번째와 두 번째 요추 사이에서 끝난다. 해부학적 변이가 있는 경우 T12 레벨에서 끝나기도 하고 L3 레벨까지 내려오는 경우도 있다.

Meninges라고 하는 세 겹의 막이 있는데, 이들은 spinal cord를 감싸고 보호하고 있다. 뇌척수액(CSF)은 맑은 체액이며 meninges와 뇌, spinal cord를 순환한다. CSF의 기능은 중추신경계를 보호하는 것이다. 세 meninges는 다음과 같다:

- Dura mater는 강한 결합조직으로 만들어져 있으며 spinal cord와 nerve root의 회색 바깥 층이다.
- Arachnoid membrane은 dura mater와 직접적으로 접촉해 있으며, pia mater와는 subarachnoid space라고 불리는 CSF로 채워진 공간으로 분리되어 있다. 여기에는 동맥과 정맥이 있다.

- Pia mater는 가장 내측에 있으며 혈액이 spinal cord와 nerve root로 갈 수 있도록 혈관 분포가 풍부한 막이다.

EPIDURAL SPACE

Epidural space는 dura mater의 바깥쪽에 있으며, fat, lymphatics, areolar tissue, spinal nerve root, internal vertebral venous plexus(Batson's venous plexus)를 포함한다. Epidural space는 foramen magnum으로부터 sacral hiatus까지 퍼져 있다. 경막외 약물 주입을 할 때 epidural space의 확인은 유리 또는 플라스틱 주사기를 사용해서 loss of resistance를 확인함으로써 가능하다. 이것은 기술적으로 어렵지만 매우 중요하다. Epidural needle이 삽입된 위치의 정확도가 epidural space로 주사된 약물이 효과를 보일지 여부를 결정한다. 경추 부위에서는, ligamentum flavum이 얇고 어떤 환자에서는 ligamentum flavum이 없기 때문에 loss of resistance가 잘 느껴지지 않는다. Ligamentum flavum으로부터 dura까지의 거리는 C7에서 대략 1.5~2 mm이고 목을 구부리면 3~4 mm로 증가한다. Epidural space는 아래쪽으로 내려갈수록 지름이 약간 증가한다. 흉추 epidural space는 약 2~4 mm, 요추 epidural space는 약 4~6 mm이다. 요추 부위에서는 spinal cord를 피하기 위해 L2 레벨 아래에서 들어가기를 권고한다(**Table 1.1; Figure 1.6**).

Epidural space를 확인하는데 있어서 가장 신뢰할만한 방법 중의 하나는 loss of resistance technique이 있다.

이 방법은 saline같은 액체나 air로 "the loss"를 감지하는 것이다. 이 테크닉은 epidural needle을 꽂은 유리 또는 플라스틱 주사기의 piston을 주사기통 속으로 들어가게 움직이면서 지속적이거나 간헐적인 압력을 가하는 것이다. 바늘이 ligamentum flavum 내에 위치했을 때 바늘을 nondominant hand로 지긋이 잡고

Table 1.1 **EPIDURAL SPACE BOUNDARIES**

Anteriorly	Posterior longitudinal ligament, vertebral discs, and bodies
Posteriorly	Ligamentum flavum, capsule of facet joints, and laminae
Laterally	Pedicles and intervertebral foramina
Superiorly	Fusion of the spinal and periosteal layers of dura mater at the foramen magnum
Inferiorly	Sacrococcygeal membranes

Figure 1.6 **Transverse section of the lumbar vertebra.**

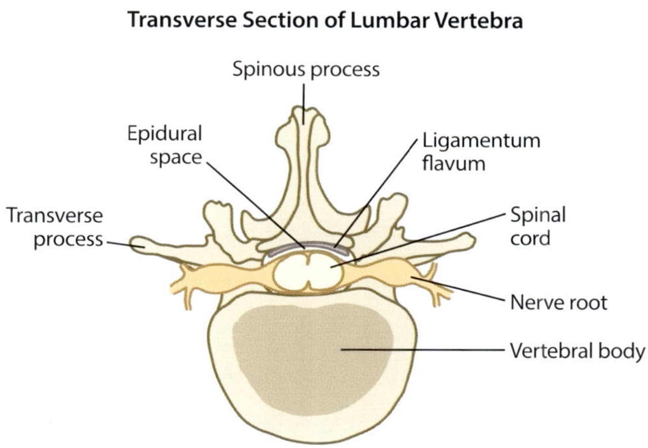

dominant hand로는 주사기를 잡는다. 주사기 내부에 있는 air bubble을 압축하기 위해 plunger에 지속적인 압력을 가한다. Loss of resistance가 느껴질 때까지 바늘을 천천히 지속적으로 전진시킨다.

Epidural space는 바늘을 ligamentum flavum내에 위치시키는 hanging drop

technique으로도 확인할 수 있다. 다음으로 tuohy needle shaft를 보존제 없는 생리 식염수 몇 방울로 채워서 바늘 중심에 물방울이 보이도록 한다. 바늘을 전진시키기 위해 천천히 지속적으로 압력을 가하면, epidural space의 대기중보다 낮은 압력으로 인해 hanging drop이 빨려들어간다.

SPINAL NERVES

Spinal nerve는 31쌍이 있다(8 경추, 12 흉추, 5 요추, 5 천추, 1 미추).

Spinal cord로부터 바로 분지되는 신경을 spinal nerve 또는 nerve root라고 한다. Spinal nerve는 spinal cord로부터 분지하여 각 척추뼈의 foramen이라고 하는 구멍을 통해 나온다. Spinal cord의 양쪽으로부터 nerve root의 두개의 연속된 가지가 나온다. Dorsal root ganglia(DRG)는 양쪽 lateral recess에 있다. Spinal nerve는 spinal cord의 여러 분절간의 정보를 전달한다. Spinal cord에서 분지하는 31쌍의 spinal nerve가 있다. Spinal cord의 경추 부위에서는, spinal nerve가 척추뼈 위로 나온다. C8 spinal nerve는 C7 척추뼈 아래에서 나온다. 첫 번째 흉추 이하로는, 모든 spinal nerve가 해당 척추뼈 아래에서 나온다.

C1 nerve는 atlas와 두개골 사이를 지난다. 다른 모든 spinal nerve는 vertebral canal에서 intervertebral canal 또는 sacral foramen을 통해 나간다.

1. C1－C3 spinal nerve는 목에서 머리까지 통증 신호의 중요한 원인이 되는 통로이다. C1 spinal nerve의 ventral ramus는 suboccipital triangle의 짧은 근육들과 atlanto-occipital joint를 지배한다.
2. C1, C2, C3 sinuvertebral branch는 posterior cranial fossa에서 clivus 위의 dura mater를 지배한다.
3. C2 spinal nerve의 ventral ramus는 lateral atlantoaxial joint 뿐 아니라 sternocleidomastoid와 trapezius muscle을 지배한다.

4. C2의 dorsal ramus는 splenius capitis와 semispinalis capitis를 지배하며 그것의 medial branch는 occipital area를 지배한다(greater occipital nerve).
5. C3 ventral ramus는 prevertebral musculature를 지배한다.
6. C3 dorsal ramus(lesser occipital nerve)는 뒤쪽 경추 근육인 splenius capitis, cervicis, longissimus capitis, semispinalis, cervicis, multifidus를 지배하며, 그것의 medial branch는 C2–C3 zygapophyseal joint를 지배한다(third occipital nerve).
7. C3 sinuvertebral branch는 C2–C3 intervertebral disc를 지배한다.

Spinal nerve는 intervertebral foramen 내에서 posterior와 anterior root가 합쳐져서 형성된다.

Spinal cord의 다양한 레벨로부터 나가는 spinal nerve의 4가지 주된 그룹이 있다.

- Cervical nerve : 목 부위를 지배하며 팔, 목, 상체의 움직임과 감각을 담당한다. Cervical nerve는 호흡 또한 조절한다.
- Thoracic nerve : 위쪽 등 부위, 몸통 그리고 복부를 지배한다.
- Lumbar and sacral nerve : 아래쪽 등, 다리, 장과 방광 그리고 생식기를 지배한다.

영상 투시 장치의 개요(C-arm overview)

2

영상투시장치(Fluoroscope)의 주요 목적은 조직을 통과해서 이미지를 만들 수 있는 조절가능한 X-ray 광선을 생산하는 것이다. C-arm fluoroscope의 장점은 컴팩트한 디자인과 쉽게 조작이 가능하다는 것이다. C-arm 시술은 C-arm을 위해 디자인된 테이블에서 시행한다.

C-arm에는 네 가지 주된 요소가 있다

- 영상 증배관(Image intensifier)은 저강도 X-ray를 증폭시켜서 환자의 방사선 피폭을 감소시키고 시술자가 image를 쉽게 볼 수 있게 한다.
- X-ray source는 인체를 투과할 수 있는 에너지가 나오는 곳으로, 노출 시간을 줄이면서 imaging에 상당한 유연성을 부여한다. 이 덕분에 비만한 환자들에서도 image를 쉽게 얻을 수 있고 error가 발생할 위험도 줄여준다. X-ray source는 input window, input phosphor, photocathode, vacuum 그리고 electron optics, output phosphor, 그리고 output window로 구성되어 있다.
- Imaging system unit은 다양한 움직임이 가능해서 다양한 시술에 쓰일 수 있다. C-arm의 움직임에는 rotation, tilt, raise, lower 그리고 extension이 있다.
- C-arm의 workstation은 C-arm 조작을 가능하게 하며 노출 스위치(exposure switch), 방사선 촬영 설정의 조절, 영상투시의 설정, 하드디스크와 광학디스크, 영상 질 향상 소프트웨어, 노이즈 감소, 확대 축소 조절, 저장 그리고 이미지 교환 등을 포함한다.

미국에서 연간 약 7백만에서 천만 건의 통증 중재 시술(interventional pain procedure)이 시행되는데, 이중 50%가 fluoroscopy 하에서 시행된다. Fluoroscopy를 사용하는 주된 목적은 적절한 바늘 위치를 확인하고 주사액이 들어가는 것을 보기 위해서이다. Fluoroscopy는 또한 발생할 수 있는 부작용을 줄이고 환자의 안전을 증진시키기 위해 사용된다. Fluoroscopy 사용은 환자, 의사, 그리고 다른 의료진에게 방사선 노출을 야기한다. Fluoroscope의 과사용은 피부, 신경, 눈을 손상시킬 수 있으며 내부 장기 손상 또한 유발할 수 있다.

Fluoroscopy를 시행하는 동안의 방사선 피폭은 노출된 시간에 직접적으로 비례하며, 페달을 밟거나 사진 스위치를 눌러야 방사선이 나온다. 보통의 X-ray와는 다르게, fluoroscopic unit은 방사선이 나오도록 활성화된 후 방사선 노출을 끝내도록 하는 자동 타이머가 없다. 대신, X-ray 스위치를 누르는 것이 방사선 노출시간을 결정하며 스위치가 꺼진 후에야 방사선 노출이 끝난다. 그러므로 실시간으로 방사선이 나오는 것을 인지하는 것이 fluoroscopy 안전에 있어서 매우 중요하다.

Biologic Effects of X-Rays

방사선 피폭에는 비확률적 효과와 확률적 효과, 이 두가지의 주요한 생물학적 효과가 있다.

- 비확률적 효과는 결정론적인 효과, 또는 조직과 기관 효과라고도 하며 노출된 각 개인에 따라 특이적이다. 만일 어떤 개인이 저선량의 방사선에 한 번 또는 적은 횟수로 노출되었다면, 비확률적 효과는 나타나지 않을 수 있다. 그러나 통증 중재 의사와 다른 연관된 의료진은 저선량 방사선에 만성적으로 노출된다. 비확률적 효과의 예로는 백내장, 홍반, 탈모 심지어 사망이 있다.
- 확률적 효과는 우연히 발생하는 것으로 발견하기 더욱 어렵다. 확률적 효과의

발생 가능성은 방사선 세기보다 방사선의 양이 증가할수록 발생 확률이 높아진다. 주된 확률적 효과는 암과 유전자적 결함이다. 확률적 효과의 역치값이 존재하는지는 밝혀지지 않았다. 이러한 이유로, 확률적 효과는 선형 효과, 또는 역치 '0'의 용량 반응(zero-threshold dose-response) 효과라고도 불린다. 확률적 효과가 나타나는 최저 역치에 대한 증거가 없기 때문에, 합리적 행동 수순은 모든 방사선 노출을 **ALARA** 원칙(**as low as reasonably achievable**, 적절하게 수행가능한 최저량으로)에 맞게 하는 것이다. Interventional pain physician에게는 ALARA를 기본 수행 원칙과 사고 방식으로 가르치는 것이 권고된다. 또한 ALARA를 지키는 것이 직업적으로도 우수하다고 여겨지는 문화를 뿌리내리는 것이 중요하다(Figure 2.1).

- C-arm을 찍는 동안 시술자의 신체 어떤 부위도 주된 방사선 범위내에 있어서는 안된다. 이 때문에 시술자가 받는 방사선량의 대부분은 환자로부터 산란된

Figure 2.1 **Suboptimal and optimal practice to reduce radiation exposure.**

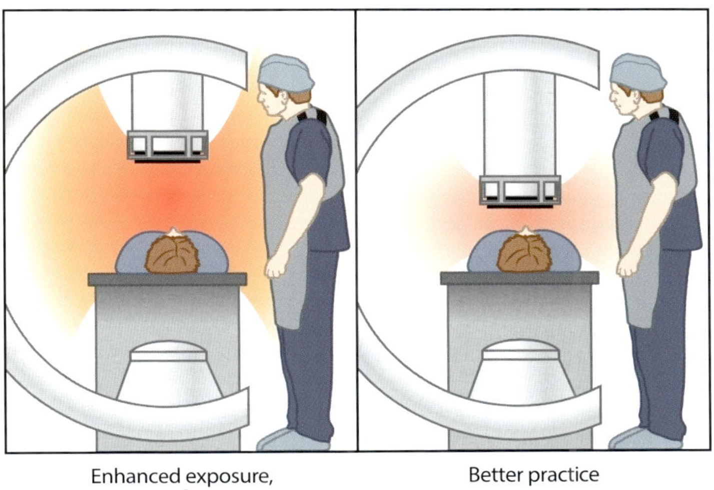

방사선 때문이다. 환자와 상호작용 후, 방사선은 모든 방향으로 더 또는 덜 균일하게 산란된다.

- 산란된 방사선의 일부는 환자를 통과하면서 흡수되거나 강도가 약해지기 때문에 환자가 이 산란된 방사선을 균일하게 내뿜지는 않는다는 것을 아는 것이 중요하다. 환자로부터의 거리가 증가할수록 반사 강도는 약해진다. 따라서, 산란된 방사선은 그것의 source로부터 가까운 곳이 가장 높다(즉, 환자 위의 X-ray beam entry point). 방사선은 앞쪽 방향으로 산란되므로, 대부분의 조직 감쇠가 일어나기 쉽고, 방사선 선량은 X-ray tube 쪽과 반대쪽에서 상당히 더 낮다.
- 산란된 방사선의 가장 높은 레벨은 시술자가 선 곳에서 가장 흔히 발생한다. 방사선 선량은 X-ray entry의 point로부터 거리가 감소할수록 증가한다. 일반적으로, X-ray beam 입구로부터 3 ft에 위치한 시술자는 환자 피폭량의 1%를 받게 된다. 더 멀리 있는 의료진은 역제곱 법칙 효과에 따라 훨씬 적은 양이 노출된다. 대부분의 경우 fluoroscopy 시술을 하는 동안 tableside에 있는 시술자가 가장 많은 직업적 방사선 피폭을 받게된다.

Radiation quantities and units

- 방사선 조사로 조직에 축적되는 에너지를 평가하는데 사용되는 양은 흡수된 양이다. 현재 국제 유닛 시스템(International System of Units)은 흡수된 양의 unit으로 joule/kilogram이며 gray(Gy)라고 표기한다. 1 Gy는 100 rad이다. 1 Gy의 흡수된 양은 예전에 흡수된 양을 나타내는 rad 단위의 100배이다. 따라서, 0.02 Gy/min의 피부에 양은 2 rad/min과 같다.
- 미국에서 평균적인 사람에게 인공 방사선 노출의 단일 최대 원인은 의료용 방사선 조사이다. 의료용 방사선 조사량은 흉부 X-ray의 몇 millirad에서 암 치료의 수 천 rad에 이른다.
- Fluoroscopic procedure(특히 시간이 걸리는 통증 중재 술기)는 환자에게 조

사되는 방사선 조사량이 많다. 방사선량은 검사의 종류, 환자의 체격, 장비, 기술, 그리고 여러 다른 인자에 따라 달라진다. 방사선량의 측면에서 fluoroscpy system의 퍼포먼스는 receptor entrance exposure와 skin entrance exposure로 가장 잘 특징지어지며, 이것은 정기적으로 평가되어야 한다.

- Fluoroscopy와 관련한 두 가지 주요 위험성은, 피부와 피하조직의 방사선 유도성 손상("화상")과 시간이 흐른 후 발생할 수 있는 방사선 유도성 암이다.
- 의학적 필요성이 있을 때, X-ray 술기의 이득은 술기와 관련해 발생할 수 있는 암의 적은 가능성보다 훨씬 웃돈다. 그러나 의학적으로 필요할 때라도 가능한 최저의 방사선을 사용하는 것이 권고된다.

Guidelines for occupational exposure

- 시술실의 모든 의료진은 보호용 납가운과 갑상선 보호 장구를 착용해야 한다(최소 5 mm lead equivalency). 좋은 시술자는 fluoroscopy를 사용하려 할 때 시술실에 있는 모두에게 알릴것이다. 시술실의 벽이 대기실과 붙어있다면, 벽의 차폐 또한 고려해야 한다.
- 시술실에 매일 있는 사람은 선량측정 뱃지를 다는 것이 추천된다. 선량측정 뱃지는 누적된 방사선 노출량을 측정하는데 사용되는 방사선 감지 클립이다. 납 가운의 효과와 전체적인 노출량을 알기 위해서는, 두 개의 뱃지를 사용해서 하나는 납 가운 안에, 하나는 납 가운 밖에 사용할 수 있다. 이 뱃지는 매 30일마다 분석해서 누적 방사선 조사량을 모니터링 한다. 안구의 방사선 노출을 막아서, 방사선 노출로 인한 백내장 발생 위험의 이론적인 발생율을 줄이기 위해 납 고글 또한 사용할 수 있다. 직 · 간접적 방사선 조사를 줄이기 위해 시술자와 C-arm 사이에 납 유리 스크린 또한 사용될 수 있다.
- 방사선 관련 업무를 수행하는 사람의 최근 노출의 상한선은 50 mSv(5 rem/y)이며 누적량은 해당인의 나이 × 10 mSv(1 rem)을 초과해서는 안된다.
- 방사선 손상의 증상은 보통 시간이 흐른 후 발현하며, 바로는 나타나지 않는

다. 또한 fluoroscopy 유도성 손상은 실제보다 보고가 덜 되고 있으므로, 방사선 조사로 인한 문제의 실제 범위는 알려져 있지 않다.

Radiographic Contrast Agents

Fluoroscopy 유도하에 통증 중재 주사를 시행할 때 정확한 바늘 위치를 확인하기 위해 조영제를 사용하는 것이 권고된다. 현재의 조영제는 organic compound 또는 ionic compound의 iodine base이다. Ionic compound는 보통 삼투압이 더 높고 부작용도 더 많다. 조영제 사용과 관련해서 아나필락시스 유사반응(anaphylactoid reaction), 경련, 아나필락시스 반응이 보고된 바 있다. 최근에는 non-ionic 수용성 조영제가 가장 흔하게 사용되고 있다. 이러한 nonionic 조영제는 다음과 같다. Iohexol(Omnipaque 350, 이것은 척추강내(intrathecal) 투여를 허가받은 유일한 약제이다); iopamidol(Isovue 370); iopromide(Ultravist 370); ioxilan(Oxilan 350); iodixanol(Visipaque 320).

Epidural space에 nonionic 조영제가 퍼진 모습을 epidurogram이라고 한다. Epidurogram의 해석은 중요한 기술이며, 이를 통해 통증 중재 의사는 경추, 흉추, 요추에 경막외 약물(즉, 스테로이드, 국소마취제) 또는 혈액(blood patch)을 안전하게 투여하는 시술을 시행할 수 있다. Dural sac이나 spinal cord가 압박되거나, 조영제가 뭉치는 것을 피하기 위해서 epidurogram을 시행하고 해석할 때 조영제는 가능한 최소량을 사용해야 한다.

척추 주사를 할 때 나타날 수 있는 다른 중요한 조영제 패턴에는 척추강내(intrathecal), 경막하(subdural), 혈관내(intravascular), 신경내(intraneuronal), 추간판내(intradiscal), 관절내(intra-articular) 패턴이 있다. Transforaminal epidural steroid injection을 할 때는 항상, radicular artery 또는 feeder vessel에 들어가지는 않는지 관찰하기 위해서 실시간 fluoroscopy 하에서 조영제를 주사하는 것이 권고된다. 이러한 혈관에 particulate steroid를 투여하게 되면, 하지마비 또는 사지마비를 일으키는 치명적인 spinal cord infarct을 초래할 수 있다. Triamcinolone과 depo-methylprednisolone은 흔한 particulate steroid이며 현재 대부분의 통증 시술에 사용되고 있다. Dexamethasone은 epidural injection에 사용 가능하며 particulate 문제가 없는 유일한 steroid이다.

조영제 유발 신장병증은 척추 주사를 시행할 때는 대부분 조영제의 총 부피/농도/양이 적기 때문에(arteriogram에 사용되는 양과 비교해서) 드문 합병증이다.

NEEDLE ANATOMY AND TECHNIQUES

Spinal needles with a Quincke point(Figure 2.2)

- 이 타입의 spinal needle은 정확한 적용과 유연성과 같은 많은 장점을 갖고 있다. 바늘은 쉽게 들어가며, stylet이 있어서 biopsy effect가 예방된다. 이것은 double bevel이 있는 quincke tip 덕분인데, 이것은 바늘이 진행하며 atraumatic puncture를 가능하게 해준다. 이것은 과도한 출혈과 같은 부작용을 최소화시켜 준다.
- 이 타입의 바늘은 고품질의 철로 제작되어있고 얇은 벽의 캐뉼라도 갖고 있다. 그렇기 때문에 바늘 표면이 매끄럽고, 조직에 atraumatic puncture를 가능하게 한다.
- 쉽게 조작할 수 있는 인체공학적 디자인 뿐 아니라 바늘 중심이 뚫려 있어서,

Figure 2.2 **A Quincke needle.**

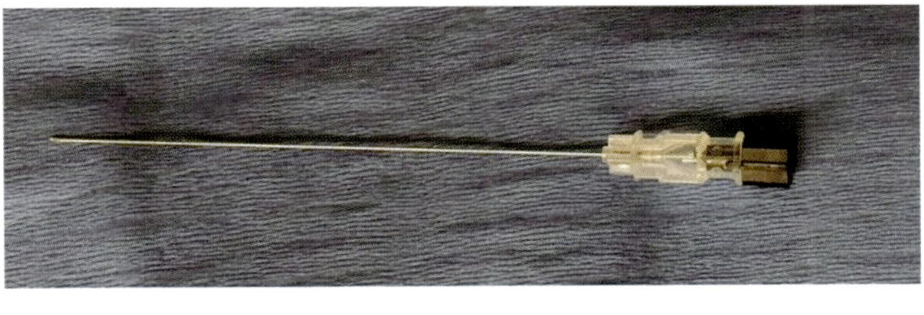

밀려나오는 뇌척수액의 heme을 빠르게 감지할 수 있다. 이러한 특징으로 인해 바늘 끝을 정확히 위치시킬 수 있다.

- 이러한 바늘은 ethylene oxide로 소독하며 일회용이다. 사용되지 않은 바늘은 약 5년 간 보관 가능하다.

Tuohy needle(Figure 2.3)

- Tuohy는 끝이 살짝 구부러진 blunt hypodermic needle로, epidural space에 약물을 투여하는 가장 보편적인 바늘이다.
- Stylet에는 bevel 방향을 알려주는 notch가 있다. 바늘과 stylet이 딱맞게 결합되어 매끄러운 bevel 표면을 이루기 때문에 피부와 다른 피하조직이 끼는 것을 최소화한다.
- 이 바늘 또한 ethylen oxide로 소독하며 일회용이다. 보관기간은 약 5년이다.

Extension tubing

- 바늘 끝이 최종 위치에 위치시키고 나면, 바늘 끝이 움직이거나 위치가 이탈되는 것을 최소화하기 위해서 luer-lock extension tubing을 사용하는 것이 권고된다. Extension tubing은 시술자의 손과 X-ray 선의 거리를 증가시키기 위해서도 사용된다.

Figure 2.3 **A modified Tuohy needle.**

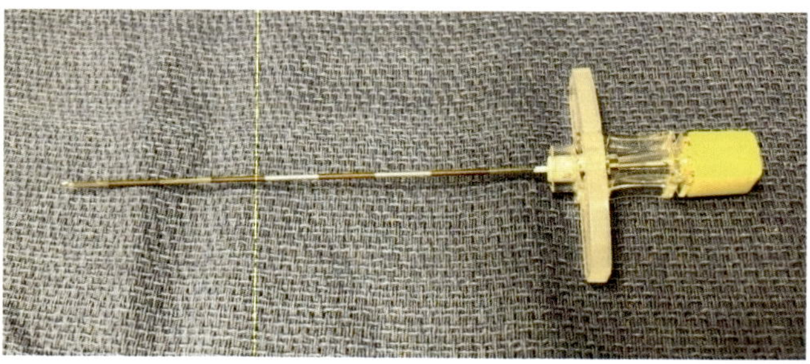

통증의 약물요법 (Pharmacotherapy in Pain Management)

3

NONSTEROIDAL ANTI-INFLAMMATORIES

비스테로이드성 소염 진통제(NSAIDs)는 염증을 감소시킴으로써 관절과 근골격계 통증을 감소시킨다. 작용 기전은 cyclooxygenase(COX) 효소를 방해함으로써 prostaglandin 합성을 막는 방식이다. 보통 NSAID 사용은 신장 질환, 간 질환, 위장관 질환이 있는 환자 또는 항응고제를 복용중인 환자에서 주의해야 한다. NSAID 사용과 관련한 상부 위장관 출혈의 위험이 큰 환자들에서는 PPI(proton pump inhibitor) 또는 H2 blocker를 함께 처방하는 것을 고려한다.

NSAID	DOSAGES	CONSIDERATIONS
Ibuprofen(Motrin)	400, 600, 800 mg	Maximum 2,400 – 3,200 mg/d
Sulindac(Clinoril)	150, 200 mg	BID Maximum 400 mg/d Renal function이 안 좋은 환자에게 쓸 수 있는 가장 안전한 NSIAD
Celecoxib (Celebrex)	100 – 200 mg daily or BID dose	Maximum 400 mg/d 위장관 부작용, 위궤양, 위염 환자에서 선호됨. 심근경색, 뇌졸중등의 심혈관 합병증을 증가시킬 수 있음.
Naproxen (Naprosyn)	250, 375, 500 mg BID – TID dosing	Maximum 1,250 mg/d

NSAID	DOSAGES	CONSIDERATIONS
Diclofenac(Voltaren) Diclofenac/misoprostol (Arthrotec)	50, 75 mg 50/.2, 75/.2	Also comes in 1% gel
Etodolac(Lodine)	200 – 600 mg	
Indomethacin(Indocin)	25 – 50 mg 75 ER	
Oxaprozin(Daypro)	600 mg	Maximum 1,800 mg/d
Nabumetone(Relafen)	500 – 750 mg BID	Maximum 1,500 mg/d

GI, gastrointestinal; NSAID, nonsteroidal anti–inflammatory drug.

OPIOIDS

Opioid는 보통 endorphin이라고 하는 endogenous ligand에 의해 활성화 되는 특정한 opioid receptor와 척수와 뇌간에 있는 G protein-coupled receptor agonist로 작용한다. Opioid는 voltage-gated calcium channel에 의한 calcium transport를 방해한다. Opioid는 또한 acetylcholine, dopamine, norepinephrine, substance P의 분비를 방해한다. Opioid는 신경말단으로부터 acetylcholine의 분비를 막음으로써 진통 효과를 나타낸다. Opioid 관련 부작용에는 변비, 오심, 구토, 졸림, 섬망, 호흡 저하(respiratory depression)가 있다. Opioid 유발성 변비가 나타날 위험성이 높은 환자에서는 Colace나 Senna를 함께 처방하는 것을 고려한다.

Alvimopan과 같은 말초에서 작용하는 opioid receptor antagonist도 변비를 치료할 수 있다.

Opioid-induced sedation 또는 respiratory depression은 μ-receptor 활성화에 의해 이차적으로 일어난다. Opioid toxicity는 naloxone으로 치료한다. 현재의

opioid가 효과적이지 않거나, 현재의 opioid에 부작용이나 독성이 있거나 불완전한 cross-tolerance가 있는 경우 opioid rotation을 고려한다. 진통 강도는 비슷하면서 부작용은 덜한 opioid 로 바꾸어야 한다.

Opioid 내성(tolerance)은 NMDA(N-methyl-D-aspartate) antagoinist의 사용, NSAID의 동시투여, alpha-2-agonist, 또는 opioid rotation의 시작으로 극복할 수 있다.

Opioid는 많은 부정적인 약물 상호작용과 연관되어 있으며 다중 약물사용 환자에서는 문제가 될 수 있다. Opioid, 특히 methadone은 중기 기억회상과 학습능력이 감소되는 것과 관련이 있다. Opioid를 복용하는 만성 통증 환자는 opioid를 복용하지 않는 환자들보다 취업률이 낮다. Opioid는 만성 통증 환자의 우울증과 불안 장애를 악화시킬 수 있으며 이러한 환자들에서 이러한 정신적인 동반 질환을 개선시키지는 않는 것으로 보인다.

OPIOID	DOSAGES	CONSIDERATIONS
Acetaminophen with codeine(Tylenol #3)	APAP 300 mg with codeine 30 – 60 mg	Codeine is a lowpotency opioid
Fentanyl transdermal patch(Duragesic)	25, 50, 75, 100 mcg/hr	
Fentanyl transmucosal(Actiq)	200, 400, 600, 800, 1,200, 1,600 mcg	
Fentanyl transmucosal(Fentora)	100, 200, 400, 600, 800 mcg	
Fentanyl transmucosal(Subsys)	100, 200, 400, 600, 800 mcg spray	
Fentanyl nasal(Lazanda)	100, 400 mcg spray	

OPIOID	DOSAGES	CONSIDERATIONS
Hydrocodone with APAP(Vicodin) Hydrocodone/ acetaminophen(Norco) Hydrocodone/ acetaminophen(Hycet)	5/300 mg 7.5/300 mg 10/300 mg 5/325 mg 7.5/325 mg 10/325 mg 7.5/325/15 mL	q4–6h PRN q4–6h PRN q4–6h PRN
Hydrocodone (Hysingla ER)	20, 30, 40, 60, 80, 100, 120 mg PO QD	
Hydrocodone (Zohydro ER)	10, 15, 20, 30, 40, 50 mg QD	
Hydromorphone HCL (Dilaudid)	2 mg, 4 mg, and 8 mg tabs	High abuse potential 7x potent as morphine
Hydromorphone(Exalgo)	8, 12, 16, 32 mg	Long-acting
Methadone	5, 10 mg tabs	Antagonist for noncompetitive NMDA receptor
Morphine sulfate immediate release	15, 30, mg	High affinity for the μ-receptor
MS Contin extended release Other brand names: Kadian Morphine Sulfate/ Naltrexone(Embeda)	15, 30, 60, 100, 200 mg 10, 20, 30, 40, 50, 60, 70, 80, 100, 130, 150, 200 mg ER 20/.8, 30/1.2, 50/2, 60/2.4, 80/3.2, 100/4	q12–24h q12–24h

OPIOID	DOSAGES	CONSIDERATIONS
Oxycodone Oxycodone(Oxaydo) Oxycodone/ acetaminophen(Roxicet)	5, 10, 15, 20, 30 mg 5, 7.5 mg 5/325 mg 5/325/5 mL	High affinity for the κ-receptor Abuse deterrent features q6h PRN
Oxycodone with APAP(Percocet, Endocet) Oxycodone/Ibuprofen (Combunox) Oxycodone/Aspirin (Percodan) Oxycodone/ acetaminophen (Xartemis XR) Oxycodone(Xtampza) ER	2.5/325 mg 5/325 mg 7.5/325 mg 10/325 mg 5/400 mg 4.8/325 mg 7.5/325 mg 9, 13.5, 15, 18, 27, 36 mg	q4–6h PRN q6h PRN q6h PRN 2 tabs q24h q12h
Tramadol(Ultram) Tramadol/APAP(Ultracet)	50 mg 37.5/325 mg	Weak μ-agonist; also good for neuropathic pain. High risk for serotonin syndrome when used with SSRIs.
Buprenorphine (Butrans Patch) Buprenorphine(Belbuca)	5 mcg/hr, 10 mcg/hr 15 mcg/hr, 20 mcg/hr 75, 150, 300, 450, 600, 750, 900 mcg buccal strip	Partial μ-receptor agonist and κ-antagonist Partial μ-receptor agonist and κ-antagonist
Oxymorphone(Opana) Oxymorphone(Opana) ER	5, 10 mg 5, 7.5, 10, 15, 20, 30, 40 mg	3x as potent as morphine q4–6h PRN q12h

OPIOID	DOSAGES	CONSIDERATIONS
Oxycodone(Oxycontin)	10, 15, 20, 30, 40, 60, 80 mg	q12h
Tapentadol(Nucynta)	50, 75, 100 mg	q6h
Acetaminophen/Caffeine/ Dihydrocodeine(Trezix)	320/30/16	q4 – 6h

APAP, acetaminophen; ER, extended-release; NMDA, N-methyl-D-aspartate; SSRI, selective serotonin reuptake inhibitor.

ANTISPASMODICS

ANTISPASMODIC	DOSAGES	CONSIDERATIONS
Tizanidine(Zanaflex)	2, 4, 6 mg 2 – 8 mg TID	혈압을 낮출 수 있음. 신경 손상으로 인한 spasticity에 좋음. 만성 긴장형 두통이 있는 여성에게 권장
Baclofen	5 – 20 mg BID-QID	용량의 적정(증가 또는 감소)은 천천히 해야 함. Baclofen을 중단하면 가려움증, 발작 및 과민성(가려움증, 경련)이 발생
Cyclobenzaprine(Flexeril)	10 mg TID	가장 흔한 부작용 : drowsiness
Dantrolene(Dantrium)	25, 50, 100 mg TID	간독성이 있어 LFT가 필요함.
Methocarbamol(Robaxin)	500, 750 mg BID-TID	
Metaxalone(Skelaxin)	800 mg BID-TID	

ANTISPASMODIC	DOSAGES	CONSIDERATIONS
Orphenadrine(Norflex)	100 mg BID	
Carisoprodol(Soma)	250 – 350 mg TID	약물 남용 가능성 높음.

TRICYCLIC ANTIDEPRESSANTS

TCA	DOSAGES	CONSIDERATIONS
Amitriptyline(Elavil)	10 – 200 mg/d	부정맥 환자, 고령 환자는 금기
Desipramine(Norpramin)	10 – 200 mg/d	
Doxepin HCL	10, 25, 50, 100 mg	
Imipramine(Tofranil)	10, 25, 50 mg	
Nortriptyline HCL (Pamelor)	10 – 200 mg/d	Amitriptyline과 비교하여 부작용 적음.

TCA, tricyclic antidepressants

SELECTIVE SEROTONIN REUPTAKE INHIBITORS

SSRI	DOSAGES	CONSIDERATIONS
Citalopram(Celexa)	10, 20, 40 mg tabs	TCA와 같은 다른 항우울제에 비해 신경병증 통증에는 유용하지 않을 수 있음. SSRI는 우울증과 일치하는 증상이 있는 환자에게 진통 효과가 있는 것으로 나타남.
Fluoxetine(Prozac)	10, 20, 30, 40 mg tabs	
Paroxetine(Paxil)	10, 20, 30, 40 mg tabs 12.5, 25, 37.5 mg tabs	
Sertraline(Zoloft)	25, 50, 100 mg tabs	

SSRI, selective serotonin reuptake inhibitor; TCA, tricyclic antidepressants.

SEROTONIN-NOREPINEPHRINE REUPTAKE INHIBITOR

SNRI	DOSAGES	CONSIDERATIONS
Duloxetine(Cymbalta)	20, 30, 60 mg	QD or BID Maximum 120 mg/d
Milnacipran(Savella)	12.5, 25, 50, 100 mg	BID Maximum 200 mg/d

SNRI, serotonin-norepinephrine reuptake inhibitor.

OTHER ANTIDEPRESSANTS COMMONLY USED

ANTIDEPRESSANTS	DOSAGES	CONSIDERATIONS
Mirtazapine(Remeron)	30, 45 mg tabs	수면 장애와 불안 장애에 효과
Nefazodone(Serzone)	100, 200 mg tabs	
Trazodone(Desyrel)	50, 100, 150 mg tabs	불면증과 우울증에 효과
Venlafaxine(Effexor)	25, 37.5, 50, 75, 100 mg tabs	SNRI : 견딜 수 없는 환자에서 사용 가능 TCA : 자살 위험 증가, 혈압 증가, CRPS 환자에서 사용

CRPS, complex regional pain syndrome; SNRI, serotonin-norepinephrine reuptake inhibitor; TCA, tricyclic antidepressants.

ANTICONVULSANTS

ANTIEPILEPTICS	DOSAGES	CONSIDERATIONS
Gabapentin (Neurontin)	100, 300, 400, 600, 800 mg tabs Maximum 3,600 mg/d	가장 큰 부작용 : 졸음 Renal dosing 필요 신기능을 저하시키지 않음.
Pregabalin (Lyrica)	25, 50, 75, 100, 150, 300 mg tabs	Gabapetin과 유사. 가격은 더 높음.
Carbamazepine (Tegretol)	200 – 600 mg tabs; Maximum 1,600 mg/d	Trideminal neuralgia의 치료제
Phenytoin (Dilantin)	100, 200, 300 ER tabs	LFT, CBC, dilantin level의 monitoring 필요

ANTIEPILEPTICS	DOSAGES	CONSIDERATIONS
Valproic acid	250 mg tabs	LFT, CBC, dilantin level의 monitoring 필요; nausea와 sedation 발생가능
Lamotrigine (Lamictal)	25, 50, 100, 200, 250 mg tabs	Neuropathic pain에 제한적으로 사용

CBC, complete blood count; LFT, liver function tests.

INTERVENTIONAL PHARMACOLOGY

신경차단은 진단적, 치료적 목적으로 시행한다. 통증이 여러 dermatome level에 걸쳐서 나타날 때 선택적 신경차단은 어떤 dermatome 또는 신경이 통증을 일으키는지 진단하기 위해 시행될 수 있다.

드물게, 일시적 신경차단이 지속적인 통증 감소로 이어질 수 있다. 기계적 하부요통의 경우, 신경차단은 pain cycle을 차단하여 환자의 기능 개선을 위한 재활과 물리치료를 가능하게 할 수 있다.

Local Anesthetics

부작용은 다음과 같다.

- 혀의 둔함(numbness)과 이상 미각
- 어지럼증(lightheadedness)
- 청각 이상
- 근육 연축(twitch)
- 의식 소실
- 경련

- 혼수상태
- 호흡 마비
- 심혈관계 저하(Cardiovascular depression)

LOCAL ANESTHETIC	CONCENTRATION	ONSET/DURATION
Lidocaine	0.5%, 1%, 1.5%, 2%	Fast(30–60 min)
Bupivacaine	0.25%, 0.5%, 0.75%	Slow(120–240 min)

CORTICOSTEROIDS

척추통증과 여러 통증 질환을 치료하기 위해 다양한 steroid가 사용되고 있다. Steroid는 proinflammatory substance의 합성과 분비를 방해하여 염증을 감소시킨다.

중재적 통증치료에서 corticosteroid의 가장 흔한 적응증은 말초 관절, 윤활낭과 같은 관절외 조직, facet joint와 epidural space 같은 신경주변(neuraxial) 구조물과 공간이다.

방사통(radicular pain)이 기계적 요통과 비교하여 epidural steroid injection에 반응할 가능성이 더 높다.

Corticosteroid는 고혈압, 고혈당, 체액 저류, 안면 홍조, 전신적 홍반, 우울증, 울혈성 심부전, 생리불순, 위염, 소화성 궤양, 신경 독성, hypothalamic–pituitary–adrenal axis 억제, 쿠싱증후군, 골무기질 감소, 스테로이드 근병증, 알러지 반응 등 여러 흔한 부작용과 관련되어 있다.

COMMONLY USED AGENTS	HALFLIFE	ANTII-NFLAMMATORY POTENCY	PARTICLE SIZE	NOTES
Hydrocortisone	8 – 12 hr	1		
Methylprednisolone	12 – 36 hr	5	< 7.6 μ	Dense
Triamcinolone	12 – 36 hr	5	0.5 – 100 μ	Dense
Dexamethasone	36 – 72 hr	25		No platelet aggregation
Betamethasone	36 – 72 hr	25	Varied	

CONTRAINDICATIONS FOR CORTICOSTEROIDS IN INTERVENTIONAL PAIN MANAGEMENT

RELATIVE CONTRAINDICATIONS	ABSOLUTE CONTRAINDICATIONS
Joint instability Predisposition to bleeding Hemarthrosis Uncontrolled diabetes Uncontrolled hypertension Fever Skin infection at the site of injection	Bacteremia/Sepsis INR > 1.4 Septic joint Osteomyelitis Bacterial endocarditis Blood thinners

INR, international normalized ratio.

AMERICAN SOCIETY OF REGIONAL ANESTHESIA PREPROCEDURAL MANAGEMENT OF ANTICOAGULANTS AND ANTIPLATELETS

DRUGS	WHEN TO STOP	WHEN TO RESTART
ASA and NSAIDs		
ASA and ASA combinations	6 d	24 hr
Diclofenac	1 d	24 hr
Ketorolac	1 d	24 hr
Ibuprofen	1 d	24 hr
Indomethacin	2 d	24 hr
Etodolac	2 d	24 hr
Naproxen	4 d	24 hr
Meloxicam	4 d	24 hr
Nabumetone	6 d	24 hr
Oxaprozin	10 d	24 hr
Piroxicam	10 d	24 hr
Phosphodiesterase Inhibitors		
Cilostazol	2 d	24 hr
Dipyridamole	2 d	24 hr
Anticoagulants		
Warfarin	5 d, normal INR	24 hr
Acenocoumarol	3 d, normal INR	24 hr
IV heparin	4 hr	2 hr(24 hr if patient is high risk for postinjection bleed)

DRUGS	WHEN TO STOP	WHEN TO RESTART
Subcutaneous heparin (BID and TID)	8 – 10 hr	2 hr(24 hr if patient is high risk for postinjection bleed)
LMWH: prophylactic	12 hr	4 – 24 hr(depending on high risk for postinjection bleed)
LMWH: therapeutic	24 hr	4 – 24 hr(depending on high risk for postinjection bleed)
Fibrinolytic Agents		
Fondaparinux	4 d	24 hr
P2Y12 Inhibitors		
Clopidogrel	7 d	12 – 24 hr
Prasugrel	7 – 10 d	12 – 24 hr
Ticagrelor	5 d	12 – 24 hr
New Anticoagulants		
Dabigatran	4 – 5 d 6 d(impaired renal function)	24 hr
Rivaroxaban	3 d	23 hr
Apixaban	3 – 5 d	24 hr
Glycoprotein IIb/IIIa Inhibitors		
Abciximab	2 – 5 d	8 – 12 hr
Eptifibatide	8 – 24 hr	8 – 12 hr
Tirofiban	8 – 24 hr	8 – 12 hr

ASA, acetylsalicylic acid; ASRA, American Society of Regional Anesthesia; LMWH, low-molecular-weight heparin.

SCHEDULE MEDICATIONS

SCHEDULE I	Illegal/restricted to research drugs High abuse potential	Hallucinogens Heroin
SCHEDULE II	Requires Rx High abuse potential No refills or verbal orders allowed	Amphetamines Opioids(single) Barbiturates
SCHEDULE III	Requires Rx Moderate abuse potential Five refills in 6 mo Verbal orders allowed	Anabolic steroids Dronabinol Ketamine Opioids(some combinations)
SCHEDULE IV	Requires prescription minimal—moderate abuse potential Five refills in 6 mo Verbal orders allowed	Benzodiazepines Sedatives/hypnotics Appetite suppressants
SCHEDULE V	Requires Rx or may be OTC Limited abuse potential Maximum five refills/6 mo Verbal orders allowed	Pregabalin opioid-derivative antidiarrheals and antitussives.

OTC, over-the-counter.

경추(Cervical spine)

4

DISORDERS OF THE CERVICAL SPINE

Cervical Spondylosis

DEFINITION

경추 척추증(Cervical spondylosis)은 경추의 디스크나 후관절의 퇴행적 변화가 동반될 수 있는 경추의 골관절염이다. 보통, 지속적인 퇴행성 변화는 증상을 나타내지 않는다. 경추 척추증은 목과 관련하여, 관절 움직임의 제한, 운동 범위내 통증 또는 관절기능 약화(incompetency)를 나타낼 수 있다. 또한 관절 퇴행의 진행으로 신경학적 합병을 나타낼 수 있으며, spinal cord 또는 (cervical spondylotic myelopathy이 나타날 수 있음), cervical spinal nerve roots(cervical spondylotic radiculopathy가 나타날 수 있음)에 압력을 증가시킬 수 있다.

EPIDEMIOLOGY

Cervical spondylosis의 유병률은 나이에 따라 다르다. MRI 연구에 따르면 40세 이상의 성인 중 거의 100%에서 적어도 one cervical level의 degeneration을 가지고 있으며, 이 중 일부만이 spontaneous degenerative disease 를 보인다고 나타났다.

RISK FACTORS

Cervical spondylosis의 원인은 spontaneous degenerative joint process 때문이며, "wear and tear(마모와 찢김)"와 연관되어 보인다. 경추 디스크 관절은 탈수화

(dehydrate) 되며, disk space narrowing을 유발한다. 일정 수준의 narrowing이 일어나면, 디스크의 annulus margin에 osteophyte가 형성될 수 있다. Facet joint는 synovial joint이며, immobile joint와 연관이 있다. Facet joint는 우선적으로 과도한 rotation, flexion 및 extension을 방지하는 기능을 한다. 디스크 공간이 좁아질수록 facet joint에 stress가 더 전달되어, facet의 degeneration을 가속화시킨다.

COMPLICATIONS

Cervical spondylosis가 진행하거나 합병증으로 cervical spondylotic radiculopathy 또는 cervical spondylotic myelopathy가 생길 수 있다.

경추 추간판이 퇴행(degenerate)하면, 척추체의 margin이 상부 척추체 주위로 올라간다. 결과적으로 luschka joint 또는 uncovertebral joint라 불리는 관절의 퇴행이 나타난다.

ASSESSMENT

- 축방향의 경추통(Axial neck pain)은 직접적인 통증의 요소를 포함한다. (특히 목의 후면에서의 통증을 보인다.) 또한 축방향의 경추통은 trapezius, interscapular muscles, 또는 cervical paraspinals를 포함하는 축방향 근육에서 나타날 수 있으며, muscle spasm이 반복될 수 있다.
- 환자는 또한 cervical spondylosis로 인한 연관통으로 후두부 두통을 호소할 수 있다.
- 지속적인 경추통, 특히 환자가 다발성 에피소드로 경추통을 호소하는 경우 cervical spondylosis와 연관성이 크다. 만약 경추통이 급성으로 나타나고 특별한 이벤트와 연관되어 있다면, cervical myofascial strain 및 외상(trauma)을 반드시 고려해야 한다.
- 또한 환자는 cervical spondylotic radiculopathy 또는 cervical spondylotic

myelopathy와 연관된, weakness, numbness 및 팔쪽으로 내려오는 방사통을 호소할 수 있다.

- 감염 또는 malignancy의 과거력과 함께 동반된 경추통은 더 심각한 상태를 나타낼 수 있다.

DIAGNOSTIC TESTS

- 퇴행성 관절질환 또는 퇴행성 디스크 질환을 확인할 수 있는 경추부 X-ray 를 처방할 수 있다.
- Bone, spinal cord 또는 nerve root compression의 destruction을 나타낼 수 있는 경추부 MRI를 처방할 수 있다. MRI는 또한 intradural 또는 epidural process에 역시 sensitive하다. MRI 사용 금기에 해당하는 경우 CT scan/myelogram을 적용해 볼 수 있다.
- Electrodiagnostic study를 denervation precess 확인을 위해 처방할 수 있다. Electrodiagnostic study는 nerve root를 localizing하거나 peipheral nerve entrapment를 ruling out 하는데 도움이 된다.

TREATMENT

- 6주 미만으로 지속된 급성 경부통증의 치료는 물리치료를 포함한다.
- 반듯하게 누워서 쉬는것이 도움이 될 수 있다.
- 경부 통증의 중등도에 따라 acetaminophen/nonsteroidal anti-inflammatory drugs(NSAIDs)의 사용이 도움될 수 있다.
- 환자가 통증과 함께 근육의 경련을 호소하면, 근이완제의 사용 및 heat, transcutaneous electrical nerve stimulation(TENS)와 같은 modality와 마사지가 도움이 될 수 있다.
- 과도하게 지속되는 cervical extension은 피해야 한다.
- Triggering activity들은 피해야 한다.

- 진단을 위해 진단적/치료적 medial branch block이 시행될 수 있다. 한두번의 진단적 medial branch block이 성공적이라면, cervical medial branch의 radiofrequency ablation을 시행해 볼 수 있다.

Cervical Radiculopathy

DEFINITION

Cervical radiculopathy는 cervical spine의 레벨에서 기시되는 spinal nerve root의 dysfunction으로 정의된다. 이는 보통 disc herniation과 연관되어 있다. 특별한 radicular pattern의 pain, numbness, weakness가 보통 나타난다. Weakness, reflex의 변화, paresthesia 등이 다양하게 나타나, 일상생활을 방해한다.

ETIOLOGY

Cervical radiculopathy는 inflammation, nerve tumors, herniated discs, neuroforaminal narrowing, trauma, external tumors와 같은 compression으로 인한 nerve dyfunction이 나타난다.

RISK FACTORS

무거운 물건을 들어 올리는 일, 차량 사고(whiplash injury), degenerative disc 성향을 지니거나 담배를 피는 경우가 Risk factor에 포함된다.

COMPLICATIONS

2차적 합병증으로 cervical range of motion의 저하, 만성 두통 또는 목 부위 통증, cervical lordosis의 저하, 퇴행성 disc disease의 악화를 포함한다.

ASSESSMENT

- History에서 가장 중요한 정보로 통증의 특징, 통증의 분포, 강도, 악화 및 완화 요인, 손상을 줄 수 있는 요인 및 그 이외 관절 또는 척추 질환에 대하여 확

인하여야 한다.

- 기능 평가는 개인관리, 물건들기, 업무능력, 집중력, 수면, 통증관리 등의 일생생활 능력에 통증이나 weakness가 얼마나 영향을 주는지 평가하는 것이다.
- Physical examination
    1. 시진(Inspection) : alignment, 기존 수술의 scar, 근육 위축 또는 피부 defect를 확인한다.
    2. 촉진(Palpation) : spinous process의 국소 압통, 경추부 paraspinal atrophy 및 비대칭을 평가한다.
    3. 관절가동범위(Range of motion) : 전방 굽힘(forward flexion), 과신전(hyperextension), 양측 회전(rotation) 및 양외측 bending을 측정한다.
    4. Special tests and provocative maneuvers :
        a. Spurling 검사는 머리를 신전 및 검사방향으로 회전한 상태에서 머리에 압력을 아래로 가하여, 추간공에 압력을 가하는 검사이다. 팔 아래로 통증이 방사되는 경우 양성이라고 판단한다.
        b. 어깨의 abduction relief sign(Bakody) 은 증상이 있는 상지를 능동적으로 외전(abduction)하여, 환자의 동측 머리 위에 둔다. 이후 경추부 방사통이 없어지거나 감소하는 경우 양성이라고 판단한다.
        c. Lhermitte's sign은 경추부 spinal cord compression 검사로, 목을 굽히거나 폈을 때 shock-like sensation이 spinal axia 그리고 팔쪽으로 나타날 때 양성으로 판단한다.

ROOT	MUSCLE(S)	PRIMARY MOTION	SENSORY LANDMARKS	REFLEX
C5	Deltoid Bicep	Shoulder abduction Elbow flexion	Lateral arm	Bicep

ROOT	MUSCLE(S)	PRIMARY MOTION	SENSORY LANDMARKS	REFLEX
C6	Brachioradialis Extensor carpi radialis longus	Elbow flexion Wrist extension	Radial(lateral) forearm Thumb	Brachioradialis
C7	Triceps Flexor carpi radialis	Elbow extension Wrist flexion	Digits 2－4	Tricep
C8	Flexor digitorum superficialis	Finger flexion	Digit 5	
T1	Dorsal interossei of hand	Finger abduction	Medial elbow	

d. Hoffman 검사는 3번째 손가락의 middle phalanx를 잡고, 손가락을 편상태에서 distal phalanx를 flicking하여 검사한다. 만약 thumb interphalangeal joint가 비자발적(involuntarily)으로 굽혀질 때, 양성으로 판단한다. 양성인 경우 anterior horn cell의 손상으로 인한 cervical myelopathy 가능성을 시사한다.

DIAGNOSTIC STUDIES

- Imaging :
  1. X-ray는 nerve root compression 또는 disc herniation과 같은 soft structure을 보여주지 못하기 때문에 low sensitivity를 보인다. X-ray에서는 disc space narrowing, subchondral sclerosis 및 osterophyte의 형성을 볼 수도 있다. Open mouth X-ray가 atlantoaxial instability 및 상부 경추부 level을 확인하기 위해 필요할 수 있다.
  2. MRI는 3~4주 이상의 보존적 치료에도 sign 및 symptom이 지속되거나,

신경학적 기능의 저하가 진행되는 등 symptom이 나빠지는 경우 imaging of choice이다.

3. Malignancy, infection, postsurgery의 경우 MRI의 indication이 된다. 조영제(Gadolinium)의 "light up(음영 증가)"은 tumor, infection, abscess 또는 scar tissue가 있는 경우에 따라 다르게 나타난다.
4. MRI에 contraindication인 경우, CT나 CT myelogram을 사용해 볼 수 있다.

- Nerve conduction study(NCS) 및 electromyography(EMG) 검사를 통하여 nerve root의 문제를 감별할 수도 있다. NCS에서 amplitude가 떨어지거나 정상 반응을 보일 수 있다. EMG가 NCS 보다 더 진단적으로, positive sharp wave나 fibrillation과 같은 spontaneous postential 또는 비정상적 insertional activirty가 관찰된다. 경추부 paraspinal 근육의 EMG 검사는 경추부 radiculopathy에 매우 민감도가 높다. 증상이 나타난 후 초기 3~4주에는 일반적으로 EMG에서 negative 결과가 나타나며, 증상의 onset이 4주 이상 되지 않으면, 처방하지 않는다.
- Electrodiagnostic protocol for cervical radiculopathy :
  1. NCS : 증상이 있는 사지의 motor NCS 및 sensory NCS를 확인하여, 동반된 nerve disorder가 있는지 확인한다. Radiculopathy에서 Sensory nerve action potentials(SNAPs)는 정상 소견이다.
     a. 증상이 있는 상지의 Median 또는 Ulnar nerve의 Compouound muscle action postential (CMAP)/SNAP

        또는
     b. Polyneuropathy가 의심되는 경우 양측 상지의 median, ulnar nerve, 그리고 하지의 peripheral nerve의 CMAP/SNAP을 확인해 볼 수 있다.
     c. C7 radiculopathy가 의심되는 경우 Flexor carpi radialis(FCR) H-reflex를 확인해 볼 수 있다.

d. C8 또는 T1 radiculopathy가 의심되는 경우 F-wave−ulnar and median study로 확인해 볼 수 있다.

2. EMG :

a. 모든 mytomes ± 의심되는 척추 level의 paraspinal을 포함하는 5개 또는 그 이상의 근육을 검사한다.

b. 의심되는 root level에서 서로 다른 말초 신경의 분포를 받는 하나 또는 2개의 근육을 검사한다.

c. 근육에서 비정상 소견이 나오면, 반대측 근육을 검사하는 것을 고려한다.

3. Recommended EMG muscles :

MUSCLE	NERVE	C5	C6	C7	C8	T1
Rhomboids	Dorsal scapular	*				
Deltoids	Axillary	*	*			
Bicep	Musculocutaneous	*	*			
Brachioradialis	Radial	*	*			
FCR	Median		*	*		
Pronator teres	Median		*	*		
APB	Median				*	*
Tricep	Radial		*	*	*	
EIP	PIN			*	*	
FCU	Ulnar			*	*	*
FDI	Ulnar			*	*	*
Pronator quadratus	AIN				*	*

AIN = anterior interosseous nerve; APB = abductor pollicis brevis; EIP = extensor indicis proprius; FCR = flexor carpi radialis; FCU = flexor carpi ulnaris; FDI = first dorsal interosseous; PIN = posterior interosseous nerve.

TREATMENT

- 증상이 심하지 않은 경우 NSAIDs, Tylenol 및 topical medication으로 치료해 볼 수 있다.
- 급성기에 Medrol dose pack이 필요할 수 있다.
- Refractory case에서 Muscle relaxants 및 opiates를 같이 사용해 볼 수 있다.
- 급성 및 아급성 cervical radiculopathy에서 selective nerve root block, paravertebral block, epidural steroid injection을 진행해 볼 수 있다.
- Chronic pain의 경우 아래의 약제를 사용해 볼 수 있다.
    1. NSAIDs
    2. Gabapentin/pregabalin
    3. Tricyclic antidepressants(TCA)
    4. Anxiolytics
    5. Compound creams
- 근육의 spasm 또는 spasticity가 있는 경우 근이완제를 사용한다.
- Opioid의 사용은 chronic pain management로 제한한다.
- Chronic pain은 sleep 및 activities of daily living을 크게 제한하며, 다학제적 접근을 시행한다.

REHABILITATION REGIMEN

- Goal : 통증 완화, 기능적 향상, 통증이 없는 운동 범위의 증가
- Modalities : Ice, heat, TENS units, electrical stimulation
- 경추의 full range of motion(ROM) 내점진적인 stretching
- Cervical stabilizer, shoulder girdle 및 back muscle의 strengthening
- Home exercise regimen의 개발
- Activity modification/인체공학 :
    1. 폰, 태블릿의 사용 또는 책을 보는 동안 고개를 숙이지 않고 cervical strain

을 줄인다.

2. Flexion을 제한하기 위해 침대에서 책을 읽거나, TV를 보지 않는다.
3. 잘 때 하나의 배개를 사용한다.
4. 컴퓨터를 사용하는 동안 경추의 hyperextension을 유발할 수 있는 traditional bifocals 사용을 제한한다.

INTERDISCIPLINARY COORDINATION OF CARE

- Surgery(orthopedic or neurosurgery), psychology, psychiatry, support groups, physical, 및 occupational therapy의 역할이 모두 필요할 수 있다.
- 또한, 병인 및 상태의 심각성에 따라 infectious disease, oncology, urology 및 plastic surgery의 역할이 필요할 수 있다.

Cervical Spondylotic Myelopathy

DEFINITION

Cervical spinal cord의 traumatic compression 또는 arterial compression 으로 인한 spinal cord ischemia, 또는 기타 cervical spondylosis의 결과로 나타날 수 있다. Facet joint degenerative change를 포함하는 cervical spine의 퇴행성 변화와 연관이 있을 수 있다. 선천적으로 spinal canal이 좁아진 경우 척추에 대한 소인의 변화들을 유발하여 나타날 수 있다. 55세 이상의 환자에게서 가장 흔한 spinal cord dysfunction이다. C5에서 C7 segment에서 주로 잘 나타난다.

STATIC FACTORS CONTRIBUTING TO MYELOPATHY	DYNAMIC FACTORS CONTRIBUTING TO MYELOPATHY
• Reactive hypertrophy, osteophyte formation at endplates • Hypertrophy of facet joints and ligamentum flavum • Decreased intervertebral height	• Ligamentum flavum buckling into the spinal column with hyperextension • Reactive hypermobility of adjacent spinal segments causing cord impingement

경추의 Whiplash, hyperextension 등으로 인한 injury로 발생한 경우가 아니라면, 발병은 보통 점진적으로 나타난다.

Motor weakness와 연관된 neurological symptom이 빨리 나타나며, sensory abnormality에 비해 호전이 느린 경향을 보인다. Myelopathy가 진행되는 경우 imbalance가 나타날 수 있다. 치료 후에도 imbalance는 느리게 회복된다.

ASSESSMENT

- 통증 및 증상의 진행에 대한 세심한 확인뿐 아니라, 환자질병의 진행 정도(progression gradient)를 평가하기 위해, 환자의 기능, 보행, 균형 및 미세운동 기능의 저하에 대한 평가가 중요하다. 또한, 손상 및 충돌에 대한 평가 역시 확인하여야 한다.
- Muscle atrophy 및 fasciculation이 관찰될 수 있다. 상위운동징후(Upper motor sign: Hoffman, Babinski, hyperreflexia, and/or clonus)가 관찰되는 경우 cord compression을 의심할 수 있다.
- Centeral cord syndrome(spinal cord injury)은 hyperextension injury 환자에게 일어날 수 있으며, 하지에 비해 상지의 근력의 저하가 전형적으로 나타난다.
- Physical examination :
  1. Cervical stenosis section에서 논의되었던 부분에 더하여, 보행(gait), 낙상위험성(fall risk) 및 균형(balance) 평가들을 추가로 진행해야 한다.
  2. 보행 및 균형(Gait and balance)
     a. 환자는 toe to heel walk를 하기 힘들어 할 수 있다.
     b. 환자가 선 상태에서, 팔을 앞으로 내밀고 눈을 감은 후, romberg test를 시행한다. 검사에 양성인 경우 sensory ataxia가 있으며, proprioception에 문제가 있음을 시사한다.

3. Special tests
   a. Spurling 검사는 foraminal compression test로, 환자의 머리를 extension 및 검사 부위 쪽으로 rotation 후, 검사자가 환자의 머리를 아래로 downward pressure를 가하여 axial loading을 주면서 검사한다. 통증이 동측 팔쪽으로 방사되는 경우 양성으로 고려한다.
   b. Lhermitte's sign은 cervical spinal cord compression 검사로, 경추를 flexor 또는 extension 시킬 때 shock-like sensation이 spinal axis 및 팔로 나타나는지 확인한다.
   c. Hoffman 검사는 3번째 손가락의 middle phalanx를 잡고, distal phalanx를 flicking하여 검사한다. 엄지손가락의 수지관절이 불수의적으로 수축하면, 검사 양성으로 판단한다. 이는 anterior horn cell 손상 가능성으로 인한 cervical myelopathy를 시사한다.

- Classification of myelopathy :
  1. Nurick classification

Grade 0	Signs or symptoms of root involvement without spinal cord disease
Grade 1	Signs of spinal cord disease without difficulty in walking
Grade 2	Difficulty in walking without effect on employment
Grade 3	Difficulty in walking with effect on full-time employment
Grade 4	Can walk only with an aid or walker
Grade 5	Chair bound or bedridden

  2. Ranawat classification

Class I	No neural deficits
Class II	Subjective weakness, dysesthesia, and hyperreflexia

Class IIIA	Objective weakness and long tract signs; patient is ambulatory
Class IIIB	Objective weakness and long tract signs; patient is no longer ambulatory

IMAGING

- 경추부 X-ray AP에 Luschka's joints(uncovertebral 또는 neurocentral joints) 및 facet 관절의 퇴행성 변화로 osteophyte의 형성, disc space narrowing 및 saggital diameter의 감소와 같은 소견이 관찰될 수 있다. 만약 diameter가 13 mm 이하라면, cord compression이 일어날 수 있다.
- Spinal canal의 diameter를 평가하기 위해 lateral radiograph를 시행하여, Torg-Pavlov ratio를 구할 수 있다. Torg-Pavlov ratio는 cervical canal의 sagittal diameter와 cervical vertebral body의 width 사이의 비율로 정의된다. Lateral view에서 0.8보다 작은 경우 cervical stenosis를 시사한다.
- Lateral flexion 및 extension X-ray를 통해 range of motion 및 instability를 확인하고, angular 또는 translational instability를 확인할 수 있다.
- Oblique X-ray를 통하여 Luschka joint의 퇴행성 변화로 인한, foraminal stenosis를 평가해 볼 수 있다.

척추 통증에서 Red flag는 심각하거나 또는 lifethereatening 한 back pain의 원인으로, 추가 work up이 필요한 경우를 의미한다.

Yellow flag는 다음과 같은 상황을 포함한다. 잠을 방해하거나, 일상생활에 어려움이 있고, 휴식이 더 필요한 경우, 자해/타해적 사고(catastrophic thinking)가 있거나, 환자가 통증을 제어할 수 없는 경우, 통증이 지속되면 재앙이 일어날 것 같거나, 일하는 동안 통증이 더 나빠질것으로 생각되는 경우, 스트레스 및 불안이 증가되는 경우, 보상 및 일에 관한 이슈, 일에 대한 만족감이 떨어지는 경우, 일에 휴식이 더 필요한 경우, 상사와의 관계가 나빠지는 경우

INFECTION	MALIGNANCY (METASTASIS)	CAUDA EQUINA
• History of IV drug abuse • Recent spine surgery within the last 12 months • Fever and chills • Recent bacterial infection (wounds, lung, skin, UTI, pyelonephritis) • Immunocompromised	• Weight loss • Pain worse at night or at rest • Prior history of cancer	• Saddle anesthesia • Urine incontinence • Fecal incontinence • Decreased anal sphincter tone • Worsening of weakness and numbness • Progressive neurological deficits

IV, intravenous; UTI, urinary tract infection.

Cervical Spinal Stenosis

DEFINITION

절대적 stenosis 기준은 척추관의 직경이 10 mm 이하, 상대적 stenosis의 기준은 13 mm 이하로 정의된다.

- 선천성 : 젊은 사람과 운동선수에서 볼 수 있다.
    1. 짧아진 pedicle 및 lateral laminae 이상과 관련이 있다.
- 퇴행성 : 중년에서 노년의 환자에게서 볼 수 있다.
    1. 노화와 관련된 퇴행성 disc 및 facet 질환으로 나타난다. 또한 노화로 uncinate process hypertrophy, ligamentum flavum thickening이 나타날 수 있으며, posterior longitudinal ligament가 buckle 될 수 있다.

Spinal canal의 평균 AP diameter는 중간 경추부에서 대략 17 mm에서 18 mm 정도로 측정된다. Spinal cord를 위해 필요한 공간은 약 9 mm에서 10 mm 정도이다. Cervical stenosis의 risk factor에는 스포츠, 특히 축구나 미식 축구, 럭비, 기타 접촉성 스포츠 및 승마가 포함된다. 주요 whiplash 손상 또는 dystonia의 과거력은 cervical stenosis로 진행될 수 있다.

질환은 cervical stenosis에서 cervical myelopathy로 진행될 수 있으며, 이를 예측하기 힘들다. 많은 환자는 축방향의 경추통(axial neck pain)을 주기적으로 느낄 수 있고 radiculitis 또는 radiciulopathy 증상을 경험할 수 있다. 일부 환자는 myelopathy로 진행하여, 보행, 균형장애, 대소변 기능이상 및 미세운동 기능의 소실이 나타날 수 있다.

Spinal cord에 cervical stenosis로 인한 허혈 또는 물리적 손상은 신경 손상으로 이어질 수 있다.

ASSESSMENT

- 통증 및 증상의 진행에 대한 확인에 더하여, 환자의 상태가 현재 질병 진행의 어떠한 단계에 있는지를 평가하기 위해 function, gait, balance 및 미세운동 기능의 소실의 변화를 평가하는 것이 중요하다.
- 기능적 평가로 pain 또는 weakness가 환자의 일상생활 활동(personal care, lifting, ability to work, concentrate, sleep, and management of pain)을 관리하는 능력에 영향을 주는지를 확인한다. 폭넓은 보행이 나타날 수 있다. Myelopathy가 있다면, 근육 감소, 손기능 둔화, numbness 및 intrinsic muscle 감소가 나타날 수 있다. Bowel 및 bladder dysfunction은 전형적인 징후이다.

STUDIES

- Imaging : Cervical stenosis가 의심되는 환자에게 경추 X-ray를 처방할 수 있다. Torg-Pavlov ratio는 cervical canal의 sagittal diameter와 cervival vertebral body의 너비 사이의 비율로 정의한다. Lateral view에서 0.8보다 작은 경우 cervical stenosis가 있다고 판단한다. 상대적으로 높은 위양성율을 보이기 때문에, cervical spine MRI 역시 처방한다.
- 전기진단학적 검사(Electrodiagnostic test)가 peripheral mononeuropathy,

polyneuropathy 또는 motor neuron disease를 감별 진단하는데 도움이 될 수 있다.

- 근무시 증상이 악화된다면, 환자의 직업 공간의 인체 공학적인 평가가 필요할 수 있다. 이는 환자가 인체 공학적 워크스테이션을 요구할 수 있게 하며, 자세의 정렬을 향상시키고, cervical spine에 stress를 줄일 수 있게 해준다.

MEDICATION MANAGEMENT

- Myelopathic symptom이 없다면 통증에 대하여 보통 보존적치료를 진행한다.
- 통증으로 환자의 기능적 제한이 크다면, 스테로이드를 tapering하면서 7~10일 정도 사용해 볼 수 있다.
- 방사통(radicular pain)이 있는 경우 neuropathic pain medication을 사용해 볼 수 있다. 초기 치료 약제로 gabapentin, pregabalin, TCAs를 사용해 볼 수 있다.

REHABILITATION PROGRAM

- Goal : 통증 완화, 기능적 향상, 통증이 없는 운동범위의 증진
- 종류 : ice, heat, TENS, massage, E-stim
- 경추의 과도한 굴곡 그리고 신전을 피한다.
- 통증이 있는 동안은 경추의 stretching, isometric exercise만 진행한다. 호전되어 통증이 없는 한 운동범위가 나타나면, strengthening, isotonic exercise를 진행한다.
- Home exercise program을 진행한다.

Cervical Facet Mediated Pain

Cervical facet 관절통은 경추의 facet 관절(zygapophyseal 관절로도 알려져 있다.)에서 기인하는 통증이다. 이는 관절의 구조적, 생체 역학적 또는 기능의 퇴행적 변화로부터 나타난다.

Facet syndrome은 외상(whiplash injury), 나쁜 자세, 척추 역학의 붕괴, 골절, 염증/염증성 질환, 퇴행적 디스크 변화, 퇴행적 facet 관절병증 및 척추 분리증에 2차적으로 facet joint에 비정상적 하중 및 과도한 스트레스로 인해 발생한다.

PATHOPHYSIOLOGY

경추의 facet joint은 가동 윤활 관절이다. 하부 경추의 관절낭은 다른 척추 영역에 비해 이동성이 더 강하여, facet의 부드러운 미끄러짐(gliding) 운동을 가능하게 한다. 관절의 정렬은 과도한 전방 전위를 방지하며, 체중 부하에 있어 중요한 역할을 한다. 경추의 facet 관절은 전방신경근과 후방신경근의 신경지배를 받는다. 후두환추(occipitoatlantal) 관절 및 환추(atlantoaxial) 관절은 첫 번째 그리고 두 번째 척추신경의 복부가지(ventral rami) 에서 신경지배를 받는다. 세 번째 경추신경의 등 가지(dorsal ramus)에서 두개의 분지(branch)가 C2-C3 facet 관절을 지배한다. C3-4에서 C7-T1까지의 facet 관절은 관절의 한 레벨 위(cephalad) 및 아래(caudad)에서 기시하는 등 가지 내측분지(dorsal rami medial branch)에 의해 기시하여, 관절에 이르러 위 아래의 내측분지(medial branch)에 의해 신경지배를 받는다. 신경과 뼈사이의 거리는 대략 2~3 mm 정도 된다.

Facet 관절통의 방사 양상(Facet arthropathy pain radiation : Figure 4.1 and Table 4.1):

Figure 4.1 경추 facet 관절의 연관성 통증(Referred pain).

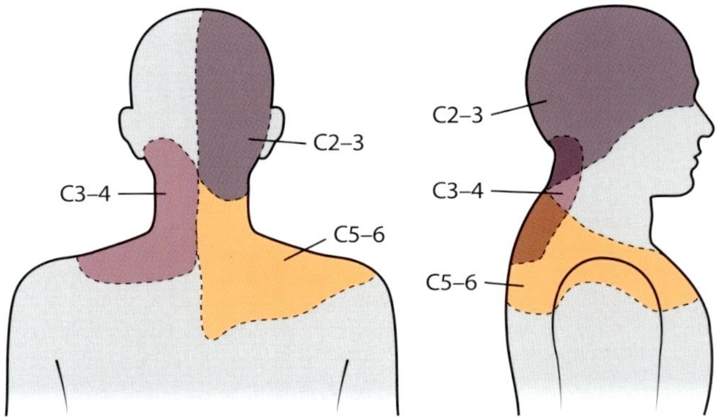

Table 4.1 경흉추 facet의 신경지배

FACET JOINT	INNERVATION
C2 – C3	C2/C3 (third occipital nerve) and C3 medial branch
C3 – C4	C3 and C4 medial branches
C4 – C5	C4 and C5 medial branch
C5 – C6	C5 and C6 medial branch
C6 – C7	C6 and C7 medial branch
C7 – T1	C7 and C8 medial branch
T1 – T2	C8 and T1 medial branch

DISEASE STAGES

- 급성기 : 1~4주에 걸쳐 나타나며, 약간(minor)의 기능적 제한, 특히 비정상적 움직임이 통증을 유발하는것을 특징으로 한다. 다른 임상양상으로 muscle spasm이 있을 수 있다.
- 아급성기 : 1~3개월에 걸쳐 나타나며, facet 관절의 이차적 퇴행 및 동요(laxity)의 결과로, 지속적인 통증이 나타난다.
- 만성/안정화기 : 3개월 이상인 경우로 이환된 관절에서 움직임을 안정화하기 위한 신체의 노력으로 형성되는 osteophyte와 연관되어 있다.

COMPLICATIONS

Facet의 hypertrophy는 spinal nerve의 impingement를 유발할 수 있으며, radiculitis 및 radiculopathy로 진행 가능하다. 특히 C1 – C2 및 C2 – C3 관절에 Facet arthropathy가 있다면 두통을 유발할 수 있다.

ASSESSMENT

- 경추부 facet arthropathy를 가진 환자들은 neck pain 및 관절가동 범위의 제한을 호소할 수 있다. 환자들은 어깨와 등으로 방사되는, 후경부의 묵직함과 통증을 동반한 비신경성 통증을 호소한다. 환자는 whiplash의 과거력을 가지고 있을 수 있기 때문에 수상 또는 충돌 역시 평가되어져야 한다.
- Inspection을 통하여 lordosis의 증가 또는 감소, postural asymmetry를 확인할 수 있다. Physical examination은 facet 관절 또는 paraspinal 근육들의 palpation을 통한 tenderness를 확인하는 것을 포함할 수 있다. Cervical extension 및 lateral rotation시 통증이 있을 수 있다. Extension 또는 반복적인 end-range extension에서 통증이 있는 경우가 facet mediated pain의 특징이다(Facet-loading maneuvers).

COMMONLY PERFORMED PROCEDURES IN THE CERVICAL SPINE

Cervical Interlaminar Epidural Injection

INDICATIONS

요추협착증(Cervical stenosis), 요추신경뿌리근병증(Cervical radiculopathy), 요추추간판탈출증(Cervical disc herniation)

CONTRAINDICATIONS

- 절대적 금기(Absolute contraindications) :
  1. 환자의 거부
  2. 국소 또는 전신적 감염
  3. 주사하려는 level에서 Spinal cord compression이 있는 경우(Cervical myelopathy 증상이 동반되고, 척추의 diameter < 6~7 mm인 경우)
  4. Bleeding disorder가 부적절하게 치료중으로, 출혈에 취약한 경우
  5. 약제나 contrast에 알러지가 있는 경우

- 상대적 금기(Absolute contraindications):
  1. 면역억제성의 상태(Immunosuppressive state)
  2. 임신
  3. 눕지 못하는 경우(특히 호흡 곤란을 일으킬 수 있는 경우)
  4. 치료되지 않은 고혈압
  5. 치료되지 않은 당뇨
  6. Anticoagulation 또는 antiplatelet agent를 사용중으로, bleeding이나 hematoma를 형성시킬 수 있는 경우

FUNCTIONAL ANATOMY

- Cervical spine은 skull의 base에서 시작하여, 7개의 vertebra(C1 – C7)로 구성된다.
- Cervical nerve는 intervetebral neural foramen을 빠져나오며, C1 – C8까지 있다.

EPIDURAL SPACE BOUNDARIES	
Anteriorly	Posterior longitudinal ligament, vertebral discs, and bodies
Posteriorly	Ligamentum flavum, capsule of facet joints, and laminae
Laterally	Pedicles and intervertebral foramina
Superiorly	Fusion of the spinal and periosteal layers of dura mater at the foramen magnum
Inferiorly	Sacrococcygeal membranes

- Cervical interlaminar epidural injection 시 통과하는 structure의 순서
  1. 피부
  2. 피하조직
  3. Ligamentum nuchae 또는 supraspinous ligament
  4. Interspinous ligament
  5. Ligamentum flavum
  6. Epidural space

RECOMMENDED NEEDLE

18- or 20-gauge needle, 2½ or 3½ inch Tuohy needle

INJECTATE

2~3 mL 생리식염수, 12 mg betamethasone, 10 mg dexamethasone 또는 40 mg triamcinolone

CONTRAST VOLUME 2~4 mL

PATIENT POSITIONING

- 환자를 C-arm table에 prone postion으로 눕힌다.
- Roll이나 pillow를 환자의 가슴아래 두어 cervical spine을 약간 굴곡시켜, interlaminar space를 넓힌다.

TECHNIQUE

- C-arm을 AP에서 spinous process가 중앙에 오게 정렬하고, 꼬리쪽(caudally)으로 기울여 end plate가 2개의 선이 아닌 1개의 선으로 보여지게 정렬한다.
- 경피적 spine procedure에서 소독제로 쓰일 수 있는, chlorhexidine(선호되어짐), povidone iodine 또는 isopropyl alcohol을 사용하여, 피부에 전처치를 시행한다.
- Radiopaque한 물질인 needle이나, 공간을 표시할 수 있는 금속 마커를 사용하여 적절한 interlaminar space를 fluoroscopy를 통해 확인한다. 마커를 사용하는 경우 살균된 마커를 이용한다.
- 25- 또는 27-gauge needle을 이용하여, 1% lidocaine 3~5 mL를 피부 및 피하조직에 주사한다. 마취 효과를 더 주기 위해서, 깊은 인대조직에 주사할 수 있다.
- C-arm AP상태에서, tuohy needle을 needle의 tip이 원하는 level의 spinous process 사이의 중앙을 향하여 접근하는 midline 접근법 또는, 환자의 통증 부위쪽으로 ipsilateral 하게 접근하는 방법이 있다.
- C-arm을 이용하여 midline을 넘지않는지 자주 확인하면서 천천히 needle을 전진한다.

- Interspinous ligament 가 "주관적(subjectively)"으로 느껴질 때까지 전진한다.
- 그 후 C-arm을 lateral position으로 두고, depth를 확인한다.
- 이제, practitioner의 preference를 기준으로하여, "loss of resistance"(air 또는 saline 사용) technique으로 epidural space의 entrance를 확인한다. Needle stylet을 제거하고, saline이나 air가 든 syringe를 needle의 hub에 결합한다.
- Needle의 날개를 잡아 잘 고정시키고 같은 궤적으로 천천히 전진하며, syringe plunger를 부드럽게 tapping하면서 loss of resistance(저항 소실)을 확인한다. Loss of resistance가 확인되면, "wet tap" 또는 척수 손상(spinal cord injury)을 예방하기 위해, needle의 전진을 중단한다. 환자가 심한 통증(severe pain) 또는 이상감각(paresthesia)을 호소하는 경우, needle의 전진을 멈추어야 한다. Air, 뇌척수액(cerebrospinal fluid : CSF) 및 피가 aspiration 되지 않음을 반드시 확인한다.
    1. 주의 : 소수에서 경추부의 **황색인대(ligamentum flavum)가 없는 경우**가 있어, 이로 인해, ligament에 진입함을 느끼기 어려울 수 있으며, 실제로 구별되는 소실(loss)이 없을 수 있다. 이는 C7 T1 level이 추천되는 이유이다.
- Needle이 blood vessel 또는 CSF에 놓이지 않았는지 확인하기 위해 음압 흡입(negative aspiration)을 통해 확인해야 한다. Needle에 extension tubing을 연결하고, 실시간 fluoroscopy 하에 경막외 공간을 확인하기 위해 0.5 ml에서 2 ml의 nonionic contrast를 주사하고 lateral 및 AP view에서 경막외 공간으로 퍼져나가는 것을 확인한다.
- Digital subtraction 역시 vascular flow가 없는지 확인하는데 사용할 수 있다.
- Contrast를 통해 경막외 공간에 진입한것이 확인되면, corticosteroid 및 마취제가 섞인 주사액을 천천히 주사한다.

- 그 후, stylet을 needle에 재삽입한 뒤, 천천히 바늘을 빼낸다.
- Needle 삽입부에 출혈이 있다면, gauze를 대고 압력을 준다. 멸균된 dressing 또는 bandage를 needle 삽입부에 둔다.
- 부작용이 없는지 확인하기 위해, 환자의 postprocedure를 관찰한다. 환자에게 postprocedure 관리 지침을 제공한다.

COMPLICATIONS

- 심하지 않는 출혈(자가로 멈추는 출혈) 및 이로 인한 postprocedure pain이 mild complication으로 있을 수 있다.
- 또한, Needle trauma로 procedure 몇 시간 후 주사 부위에 근육통(myalgia) 또는 화끈거림(burning) 증상을 호소할 수 있다.
- 시술 후 경막천공(postdural puncture – "wet tap")으로, 누우면 호전되는 양상의 두통을 호소할 수 있다. 두통이 나아지지 않으면, blood patch를 사용해 볼 수 있다.
- Corticosteroid에 2차적으로 postprocedure hyperglycemia가 나타날 수 있다. Procedure 이후 식이나 insulin regiment의 조절이 필요한지 여부를 결정하기 위해, 당뇨 환자는 이를 알아야 한다.
- 아래와 같이, 더 심각한 complication이 나타날 수 있다.
  1. Epidural hematoma formation
  2. Arachnoiditis
  3. Intravascular injection → spinal cord ischemia
  4. Spinal cord injury
  5. Nerve root injury
  6. Pneumothorax
  7. Epidural abscess
  8. Osteomyelitis

Sample Procedure Note

PROCEDURE NOTE CERVICAL EPIDURAL STEROID

PREOPERATIVE DIAGNOSIS: Cervical radiculitis
cervical disc
displacement
cervicalgia

POSTOPERATIVE DIAGNOSIS: Same

SURGEON: ______

ASSISTANT: ______

TITLE OF PROCEDURE: ______Cervical epidural steroid injection under fluoroscopic guidance(Video 4.1)

https://bcove.video/2lfO2RJ

Cervical Epidurogram Interpretation Under Fluoroscopy

ANESTHESIA: Monitored anesthesia care

ESTIMATED BLOOD LOSS: None

COMPLICATIONS: None

DRAINS: None

IV FLUID: 200 mL lactated ringer

Indications: ______-year–old ______ (male/female) complaining of cervical spine pain that radiates to the upper extremity. Our plan is to perform a cervical epidural steroid injection under fluoroscopic guidance today. The risks and benefi ts of ______ cervical epidural steroid injection were discussed in detail. The patient understands and accepts that the risks include, but are not limited to, increase in pain, nerve injury, infection, bleeding, hematoma, paralysis, spinal headache, stroke, discitis, and death. Alternatives to nerve blocks, or noninterventional therapy, were discussed and informed consent obtained.

DESCRIPTION OF PROCEDURE

Intravenous access was established. The patient was escorted to the fluoroscopy suite and placed in the prone position. Noninvasive monitoring was applied. Universal Site and Side Protocol was followed and documented. Safe Injection and Disease Control, including the use of a face mask, were strictly followed. The cervical area is widely prepped using isopropyl alcohol per protocol, and sterile drapes applied. Time-out was performed. Using fluoroscopic guidance, the cervical vertebral bodies were identified. Using a 25-gauge needle, a skin wheal was raised with 1% lidocaine. Under fluoroscopic guidance in the AP and lateral views, an 18-gauge modified winged Tuohy needle was placed at the ______ interspace. The Tuohy needle was advanced to the epidural space using intermittent loss of resistance technique with saline to identify the epidural space. Once the epidural space was identified AP and lateral projections of the fluoroscope confi rmed adequate needle placement. At this point, 2 mL of Omnipaque-240 contrast was injected under live fluoroscopic guidance outlining a positive epidurogram. There was no evidence of intrathecal or intravascular spread. Aft er negative aspiration for heme and CSF, 40 mg of Kenalog was injected with ______mL of preservative-free sterile normal saline without complication. Once the procedure was completed all needles were withdrawn from the patient intact. A bandage was applied to the puncture site. The patient tolerated this procedure well, there were no complications noted. The patient was discharged home in hemodynamically and neurologically stable condition, with review of postprocedural instructions.

Plan: If the patient receives 50% or greater improvement of their pain we will repeat the procedure in 2 to 4weeks' time. If today's injection does not alleviate the patient's pain by 50% we will perform a diagnostic cervical medial branch block under fluoroscopic guidance in 23weeks.

____

Attending Physician

OPTIMAL IMAGES(Figures 4.2 and 4.3)

Figure 4.2 **Anteroposterior view.**

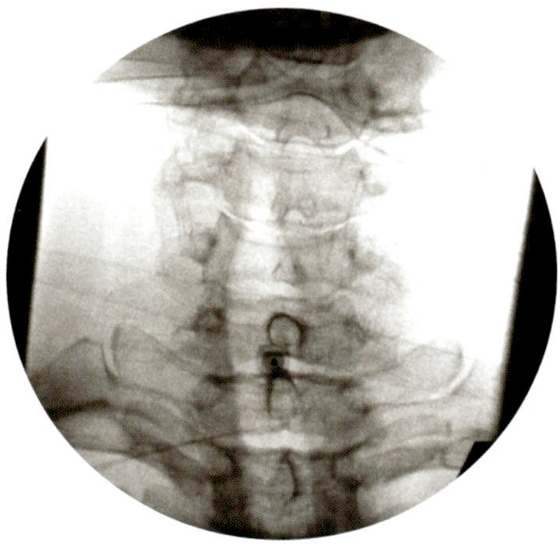

Figure 4.3 **Lateral view.**

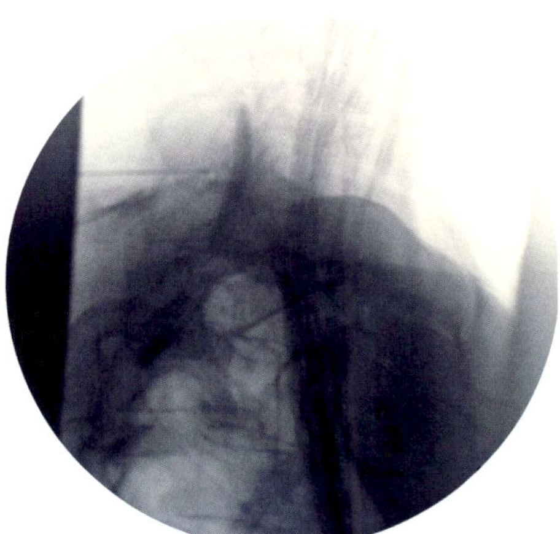

CERVICAL MEDIAL BRANCH BLOCKS

FUNCTIONAL ANATOMY

- 경추 medial branch는 같은 척추의 articular process 주변을 돌아나와 ascending 및 descending branch로 나누어진다. Branch는 semipsinalis의 tendon으로 덮힌다.
- Articular process의 중심은 더 높게 위치한다.
- C4에서 C7은 cutaneous branch가 없다.
- Cervical facet joint로 가는 branch들은 medial branch의 posterior portion에서 나온다. 그러므로, articular process의 midportion에서 앞쪽으로 lesion을 만드는 것이 중요하다.

POSTERIOR APPROACH TECHNIQUE

- Posterior approach를 위해 환자를 prone 자세로 C-arm table에 눕힌다. Pillow를 환자의 가슴아래 둘 수 있다. 머리를 neutral position에서 아래를 바라보게 두거나 needle 삽입의 반대방향으로 바라보게 한다.
- Articular process(articular pillar)의 후면(posterior aspect)를 확인 하기 위해 C-arm으로 AP view를 얻는다. C-arm을 꼬리쪽(caudally)으로 기울인다. 이 위치에서는 beam은 빠져나가는 nerve root와 평행하게 달린다. 이 set up의 목표는 inferior articular border와 함께 superior articular border를 정렬하는 것이다.
- Chlorhexidine prep이나 povidone iodine(두 소독제 모두, 경피적 척추 procedure에서 살균제(antiseptic agent)로 사용시 동등하게 효과적이다.)으로 피부를 소독한다.
- 차단술을 시행할 level을 확인한 후 22- 또는 25-gauge, 2~3inch spinal needle을 피부를 관통해 삽입한다.

- Needle을 전진하면서 fluoroscopy를 자주 확인한다. Needle이 bone에 닿으면 뒤로 살짝 뺀 다음 궤도를 좀 더 lateral 방향으로 수정하여, medial branch가 위치해 있는 가장 깊은 concave point로 조절할 수 있다. Needle point는 articular process의 lateral marigin에 위치시킨다.
- Negative aspiration 이후 국소마취제를 주사한다. 추가 확인을 위해 조영제 역시 사용해 볼 수 있다.
- C8 medial branch는 needle tip을 T1 transverse process의 superior lateral border에 두어 차단한다.
- 진단적 차단술(diagnostic block) 이후 환자에게 통증의 증감을 30분에서 1시간 간격으로 평가하도록 지시한다. 정확한 결과를 확인하기 위해 환자가 시술 후 일상활동을 수정하지 않도록 지시한다. 양성 진단적 차단술(positive diagnostic block)은 적어도 50%의 통증 완화를 나타내는 경우이다. 만약 효과적이라면, Radiofrequency procedure를 진행하기 전에, 추가적으로 적어도 한 번의 procedure를 반복하여 치료 효과의 재현성을 확인한다.
- Complications :
    1. Transient neuritis and/or burning sensation in the treated spinal nerve
    2. Dural puncture
    3. Spinal cord trauma
    4. Spinal anesthesia
    5. Meningitis, neural trauma
    6. Pneumothorax
    7. Facet capsule rupture
    8. Hematoma formation

LATERAL APPROACH TECHNIQUE

- Lateral approach를 위해 환자를 supine 또는 lateral decubitus(주사 부위가 위로 가게) 눕힌다. 머리를 주사하는 반대측으로 돌리고 고개를 숙인다. 이는 뚜렷한 cervical spine의 view를 보여주며, 동측의 facet 관절을 열 수 있다.
- C-arm을 꼬리 또는 머리방향으로 기울여 적절한 level의 facet joint를 정렬한다. Lateral mass들을 정렬하기 위해 C-arm은 양측으로 oblique하게 회전되어야 한다. 이 view는 medial branch가 놓여있는 articular pillar 허리(waist)와 facet joint가 같은 평행 orientation을 가지게 해준다.
- Curved tip이 있는 22- 또는 25-gauge spinal needle을 사용하여, articular pillar 허리(waist)를 목표로 한다.
- 약간 외측에서 내측 approach를 이용하여, posterior pillar에 닿을때 까지 needle을 전진한다.
- Lateral view의 fluoroscopy image를 얻어 needle tip의 적절한 깊이를 확인한다. Needle tip은 pillar의 중앙점(midpoint)에 위치해야 한다.
- Negative aspiration 후 국소마취제를 주사한다. 추가적 확인을 위해 contrast 역시 사용될 수 있다.
- 진단적 차단술(diagnostic block) 이후 환자에게 통증의 증감을 30분에서 1시간 간격으로 평가하도록 지시한다. 정확한 결과를 확인하기 위해 환자가 시술 후 일상활동을 수정하지 않도록 지시한다. 양성 진단적 차단술(positive diagnostic block)은 적어도 50%의 통증 완화를 나타나는 경우이다. 만약 효과적이라면, Radiofrequency procedure를 진행하기 전에, 추가적으로 적어도 한 번의 procedure를 반복하여 치료 효과의 재현성을 확인한다.

OPTIMAL IMAGES(Figures 4.4 and 4.5)

Figure 4.4 **Anteroposterior view.**

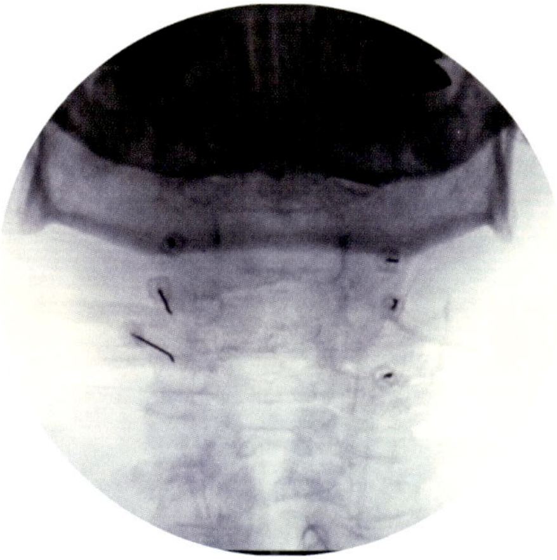

Figure 4.5 **Lateral view.**

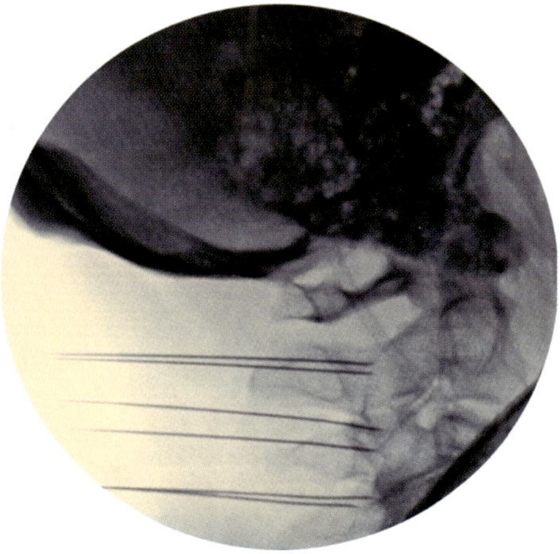

Sample Procedure Note

PREOPERATIVE DIAGNOSIS:	Cervical spondylosis Cervical facet arthropathy Cervicalgia
POSTOPERATIVE DIAGNOSIS:	Same
SURGEON:	______
ASSISTANT:	______
TITLE OF PROCEDURE: https://bcove.video/2li0dcU	Diagnostic ______ cervical medial branch block under fluoroscopic guidance(Video 4.2 and 4.3) https://bcove.video/2wBUjSE
ANESTHESIA:	Monitored anesthesia care
ESTIMATED BLOOD LOSS:	None
COMPLICATIONS:	None
DRAINS:	None
IV Fluid	____ mL lactated ringer

Indications: ______-year-old ______ (male/female) complaining of neck pain with reproducible facet tenderness to palpation. The pain does not radiate to the lower extremity. Our plan is to perform a diagnostic cervical medial branch block under fluoroscopic guidance today. The risks and benefi ts of ______ median branch nerve blocks were discussed in detail. The patient understands and accepts that the risks include, but are not limited to, increase in pain, nerve injury, infection, bleeding, hematoma, paralysis, spinal headache, stroke, discitis, and death. Alternatives to nerve blocks, or noninterventional therapy, were discussed and informed consent obtained.

DESCRIPTION OF PROCEDURE

Intravenous access was established. The patient was escorted to the fluoroscopy suite and placed in the prone position. Noninvasive monitoring was applied. Universal Site and Side Protocol was followed and documented. Safe Injection and Infection Control Practices as recommended by the Center for Disease Control, including the use of a face mask, were strictly followed. The thoracic area is widely prepped using ______ per protocol, and sterile drapes applied. Time–out was performed. Using fluoroscopic guidance, the lateral borders and levels of ______ cervical bodies were identifi ed and marked. Using a 25–gauge needle, a skin wheal was raised with 1% lidocaine. Under the fluoroscopic guidance, a 22–gauge 3.5–inch curved Quincke spinal needle was advanced to the midpoint of the centroids at the waist of the articular pillars of ______, where the median branch lies. AP and lateral projections of the fluoroscope confi rmed adequate needle placement. There was no evidence of heme, CSF, or paresthesias noted at any time. At this point, 0.5 mL of Omnipaque contrast was injected under live fluoroscopic guidance outlining a well–defi ned neurogram through a T–Connector extension tubing. Then 0.5 mL of 0.75% bupivacaine (with/without Kenalog) was injected through the needle at each level to block the corresponding medial branch nerve utilizing a T–Connector extension tubing. At this point, all needles were withdrawn from the patient intact. A bandage was applied to the puncture site. The patient tolerated this sequence well, there were no complications noted. The patient was discharged in hemodynamically and neurologically stable condition with a pain diary and review of postprocedural instructions. We will follow up with the patient in our offi ce for a possible radiofrequency ablation if they receive greater than 50% pain relief from today's procedure.

____

Attending Physician

Radiofrequency Ablation of the Cervical Medial Branches

INDICATIONS

두 번의 medial branch block 시도가 성공적이면, 좀 더 긴 기간의 facet joint의 탈감각(desensitization)을 해줄 수 있는, medial branch의 Radiofrequency ablation elective procedure를 진행해 볼 수 있다. 실질적인 진단을 위해 다른 종류의 국소마취제를 이용한 2번의 진단적 medial branch block이 권장된다. 추천되는 volume은 각각 0.3 ml 미만이다.

CONTRAINDICATIONS

- 절대적 금기 :
  1. 환자의 거부
  2. 국소 또는 전신적 감염
  3. 주사하려는 level에서 spinal cord compression이 있는 경우
  4. bleeding disorder가 잘 치료되고 있지 않은 경우, 출혈에 취약한 경우
  5. 약제나 contrast에 알러지가 있는 경우
- 상대적 금기 :
  1. Pacemaker, automated implantable cardio-defibrillators(AICD), spinal cord stimulator 또는 radio frequency energy를 사용하는 device가 있는 경우
  2. 이전 radiofrequency 치료에 반응이 없었던 경우
  3. 면역억제성의 상태(immunosuppressive state)
  4. 임신
  5. 눕지 못하는 경우(특히 호흡 곤란을 일으킬 수 있는 경우)
  6. 치료되지 않은 고혈압
  7. 치료되지 않은 당뇨
  8. Anticoagulation 또는 antiplatelet agent를 사용중으로, bleeding이나 hematoma를 형성시킬 수 있는 경우

PATHOANATOMY

각 관절은 같은 level의 medial branch와 한 level 위의 medial branch에 신경분지된다. 따라서 전체 관절의 탈신경(denervation)을 위해 이 두개의 medial branch를 target으로 해야 한다.

TYPES

- Thermal : 약 80도의 온도로 60~90초 정도로 sphere burn을 만든다. Medial branch의 wallerian degeneration이 일어날 때까지, procedure 이후 약 2~3주정도 소요된다.
- Pulsed : 보험이 늘 적용되지 않는다. Medial branch ablation에 논란(controversial)이 많다. 신경에 충격(stunning)을 주는 pinpoint pulsed burn을 만든다. 40~70도 사이의 240 pulse로 진행된다.

PROCEDURE

Lateral approach가 pulsed radiofrequency lesion에, posterior approach가 전통적(conventional) radiofrequency lesion에 추천된다.

- 적절한 level의 AP view를 얻고, 꼬리쪽 또는 머리쪽으로 기울여 end plate를 정렬한다.
- 25- 또는 27-gauge을 이용해 1% lidocaine 3−5 ml로 국소마취를 시행한다. 인대 부위까지 조금 더 길이 국소마취를 시행하면 마취 효과를 더 높일 수 있다.
- 5 cm 또는 10 cm 길이, 5 mm active tip의 20- 또는 22-gauge 굽은 needle을 이용하여, 목표지점인 articular pillar 허리(waist)에 중심(centroid)의 midpoint로 fluoroscopy를 자주 확인하며 천천히 전진한다. Needle의 곡선이 내측(medially)을 바라보며 환자의 midline을 향하게 유지한다.
- Needle이 bone touch되면 needle curve를 midline쪽으로 돌린다.
- Lateral view에서 depth를 확인한다.
- Vertebral body의 trapezoid center로 needle을 전진한다.

- Radiofrequency needle에 RF generator를 부착한다.
- Ablation 전에 test를 시행한다. :
    1. Sensory : 0에서 1 Hz로 시작. 환자는 1 Hz 아래에서 pressure 또는 sensation을 느낄 수 있다.
    2. Motor : 0부터 시작하여 2 Hz까지 진행. 환자의 multifidus의 수축을 관찰 할 수도 있다. 사지의 근육 수축이나 자극이 관찰되면, needle의 repositioning이 필요할 수 있다.
- 각 부위에 testing이 확인되면, 국소마취제를 주사한다.
- 마취제 주사 후 30~40초 동안 lesioning을 시작한다.
- 그 후, 신경뿌리(root)의 염증을 예방하기 위해 마취제 및 nonparticulate를 섞어 주사한다.

COMPLICATIONS

- Bleeding
- Infection
- Percutaneous procedure
- Neuritis, dysesthesia(감각이상), numbness
- Third occipital nerve가 관련된 경우 ataxia(운동실조)가 관찰될 수 있음.

OPTIMAL IMAGES(Figures 4.6 and 4.7)

Figure 4.6 **Anteroposterior view.**

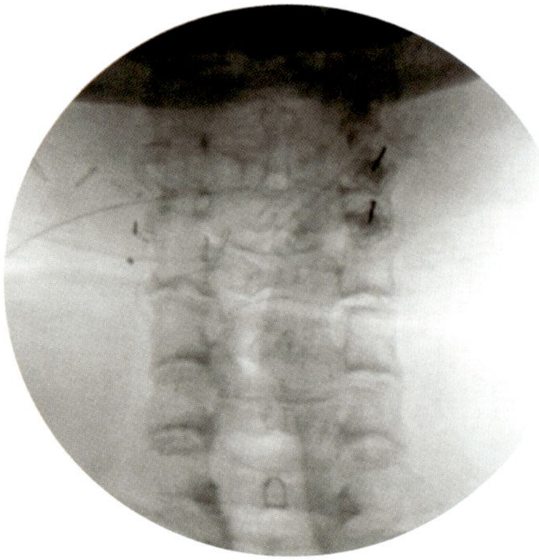

Figure 4.7 **Lateral view.**

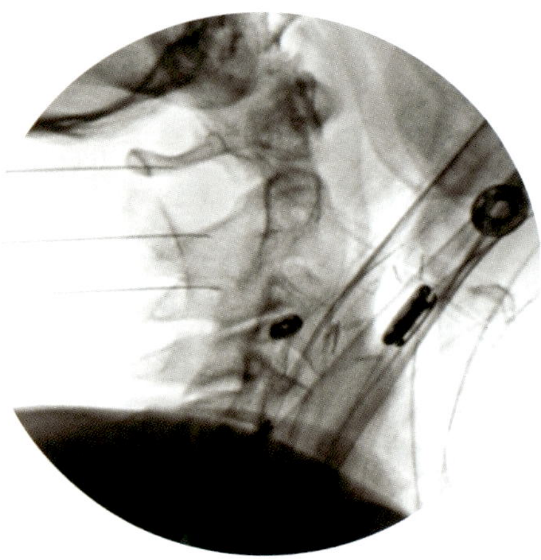

Sample Procedure Note

PREOPERATIVE DIAGNOSIS: Cervical spondylosis
Cervical facet
arthropathy cervicalgia

POSTOPERATIVE DIAGNOSIS: Same

SURGEON: ______

ASSISTANT: ______

TITLE OF PROCEDURE: ______Cervical radiofrequency thermal coagulation under fluoroscopic guidance (Video 4.4)

https://bcove.video/2IkaUvA

ANESTHESIA: Monitored anesthesia care

ESTIMATED BLOOD LOSS: None

COMPLICATIONS: None

DRAINS: None

IV Fluid 200 mL lactated ringer

Indications: ______-year-old ______ (male/female) complaining of neck pain with reproducible facet tenderness to palpation. The pain does not radiate to the upper extremity. Our plan is to perform a cervical radiofrequency thermal coagulation under fluoroscopic guidance today since the patient reported greater than 50% pain relief with the diagnostic cervical medial branch blocks that were previously completed. The risks and benefi ts of ______ radiofrequency thermal coagulation were discussed in detail. The patient understands and accepts that the risks include, but are not limited to, increase in pain, nerve injury, infection, bleeding, hematoma, paralysis, spinal headache, stroke, discitis, and death. Alternatives to nerve blocks, or noninterventional therapy, were discussed and informed consent obtained.

DESCRIPTION OF PROCEDURE

Intravenous access was established. The patient was escorted to the fluoroscopy suite and placed in the prone position. Noninvasive monitoring was applied. Universal Site and Side Protocol was followed and documented. Safe Injection and Infection Control Practices as recommended by the Center for Disease Control, including the use of a face mask, were strictly followed. Th e thoracic area is widely prepped using ______ per protocol, and sterile drapes applied. Time-out was performed. Using fl uoroscopic guidance, the lateral borders and levels of ______ cervical bodies were identifi ed and marked. Using a 25-gauge needle, a skin wheal was raised with 1% lidocaine. Under the fluoroscopic guidance, a 22-gauge 10-cm length, 5-mm active tip, curved Neurotherm spinal needle was advanced to the midpoint of the centroids at the waist of the articular pillars of the ______, where the median branch lies. AP and lateral projections of the fluoroscope confirmed adequate needle placement. There was no evidence of heme, CSF, or paresthesias noted at any time. At this point, each needle was independently tested for sensory and motor stimulation. There was no radicular or nerve root stimulation noted at any time. Th ere was concordant sensory overlap of the medial branch nerves. At this point 1 mL of 0.5% bupivacaine was injected through the needle at each level to block the corresponding medial branch nerve through a T-Connector extension tubing. Once 3 minutes had passed a thermal lesion was created at ______ levels at 80°C for 90 seconds. Once the lesion was complete 40 mg of Kenalog was injected in divided doses through a T-Connector extension tubing. At this point, all needles were withdrawn from the patient intact. A bandage was applied to the puncture site. The patient tolerated this sequence well, there were no complications noted. The patient was discharged in hemodynamically and neurologically stable condition, with review of postprocedural instructions. We will follow up with the patient in our office in 4 weeks.

____

Attending Physician

Coding

PROCEDURES	CPT CODES
Cervical interlaminar epidural steroid injection Epidurogram	62321 72275
Cervical transforaminal epidural steroid injection Additional levels Bilateral modifier Epidurogram	64479 64480 50 72275
Cervical medial branch block or facet joint injection Second level Third level Bilateral modifier	64490 64491 64492 50
RFA—First cervical level RFA additional levels	64633 64634
Injectables	**J-codes**
Low osmolar contrast material(Omnipaque 300)	Q9967
Low osmolar contrast material(Omnipaque 240)	Q9966
Betamethasone(Celestone 3 mg)	J0702
Betamethasone(Celestone 4 mg)	J0704
Dexamethasone sodium phosphate 1 mg	J1100
Depo-Medrol(40 mg)	J1030
Depo-Medrol(80 mg)	J1040
Triamcinolone(per 10 mg)	J3301
Diphenhydramine(injection up to 50 mg)	J1200
Versed(per mg)	J2250

Fentanyl(0.1 mg)	J3010
Euflexxa(per dose)	J7323

RFA, radiofrequency ablation.

List of Videos

Video 4.1 Cervical Epidural Steroid Injection

https://bcove.video/2IfO2RJ

Video 4.2 Cervical Medial Branch Block

https://bcove.video/2Ii0dcU

Video 4.3 High Cervical Medial Branch Block

https://bcove.video/2wBUjSE

Video 4.4 High Cervical Radiofrequency Ablation

https://bcove.video/2IkaUvA

흉추(Thoracic Spine)

5

THORACIC RADICULOPATHY/MYELOPATHY

DEFINITION

Thoracic radiculopathy는 T1 및 T12 사이의 신경 구조에서 발생하는 질환이다. Chemical irritation, 대사 질환(예; 당뇨, 갑상선질환), 또는 물리적 압박이 원인이 될 수 있다. T8 및 T12 사이에서 대부분의 thoracic disc herniation이 나타난다.

EPIDEMIOLOGY

상대적으로 검사가 충분히 이뤄지지 않고 증상이 비특이적이기 때문에 빈도가 드물고 과소 진단되는 경우가 있다. Spinal pain syndrome의 평가에서 종종 간과되어진다. Cervical 또는 lumbar disc herniation과 비교할 때, 상대적으로 thoracic disc herniation은 흔하고(common), 주로 무증상(asymptomatic)으로 나타난다. Thoracic 부위는 상대적으로 유연성이 떨어진다. 주요 기능은 일상생활 활동에서 직립자세를 제공하고, upper body의 체중지지(weight bearing)를 하는 것이다. Thoracic spine의 자세 및 체중지지 기능은 갈비뼈(rib), 복장뼈(sternum) 및 인대 구조에 의해 추가적으로 보조를 받는다.

경직된(infelxible) 성질로 인해, 흉추의 intervertebral disc는 비틀면서(torsional) 외측 힘(lateral force)이 동시에 가해지는 경우 더 손상받기 쉽다.

T8에서 T12까지 lower thoracic spine은 thoracic radiculopathy에서 가장 호발하는 부위이다. 모든 thoracic herniation의 25%에서 50%정도가 T11–T12 사

이 공간에서 발생한다.

PATHOANATOMY

- Thoracic spinal canal은 더 작은 spinal canal clearnce를 가진다.

SYMPTOMS

- 대부분의 환자는 "band-like"한 흉통을 호소한다(Figure 5.1).
- Myelopathy가 있다면, upper motor neuron sign 증상이 나타날 수 있다. Motor impairment, hyperreflexia, spasticity, sensory impairment 및 bowel 또는 bladder dysfunction에 대해 반드시 평가한다.

Figure 5.1 **Distribution of pain in thoracic radiculopathy.**

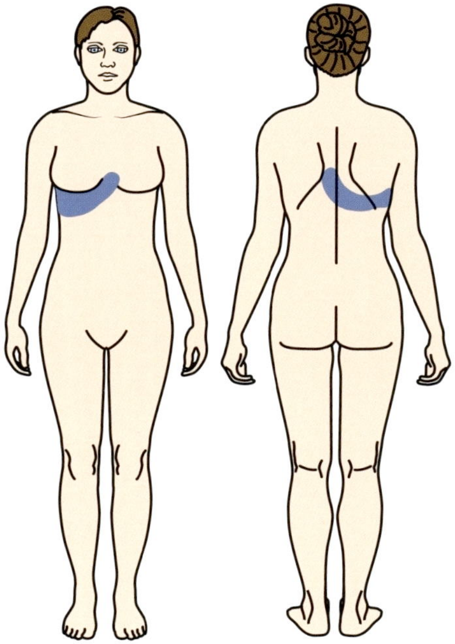

ROOT(S)	SYMPTOM
T2 – T3	Axillary or midscapular pain
T7 – T12	Abdominal pain
T11 – 12	Bowel or bladder dysfunction due to possible damage of the conus medullaris or cauda equina

ASSESSMENT

- 통증 및 위약(weakness)에 의해 2차적으로 range of motion, 특히 체간의 extension, flexion 및 rotation의 제한을 보일 수 있다. 척추 골절이 의심되는 경우 range of motion을 반복해서는 안된다. 통증을 포함하는 level을 localizing 하기 위해 rib, intercostal space, thoracic transverse 및 spinous process의 tenderness를 평가하는 palpation이 중요하다. 척추체(vertebral body)에 palpating pain이 있는 경우 가능한 척추 골절을 확인하기 위한 추가 workup이 필요하다. Sensory 검사는 손상 level을 localizing 하는데 도움이 될 수 있다.

ROOTS	SENSORY DISTRIBUTION
T2	Axillary, chest, upper medial aspect of arm
T4	Nipples
T10	Umbilicus
T12	Hip girdle

- 척추측만증(scoliosis)와 같은 척추의 abnormality는 환자가 전방으로 굴곡할 때 관찰된다.
- Thoracic radiculopathy로 나타나는 통증으로 인한 기능적 평가(functional assessment) 역시 평가되어야 한다. Dressing, Bathing 및 신발 신기와 같은

일상생활 활동(ADLs)이 어려울 수 있다. Lifting이나 climbing과 같은 work activity의 시도가 제한 되어진다. 복부 주변의 통증으로 anorexia가 나타날 수 있다.

- American Spinal Injury Association에서 개발된 ASIA 점수가 외상성 척수 손상(spinal cord injury)으로 고통받는 환자의 신경학적 평가(neurologic assessment)에 도움이 될 수 있다. 점수는 척수 손상의 severity를 평가할 수 있다.

DIAGNOSTIC STUDIES

- 외상 또는 낙상의 과거력이 있는 환자에서, 골절 또는 척추 불안정성(spinal instability)을 감별하기 위해 일반 X-ray를 처방해야 한다.
- Thoracic radiculopathy/myelopathy는 발생율이 낮기 때문에, 3~4주 이상 지속되는 통증을 호소하는 환자에서 영상 검사상 의미있는 소견이 관찰된다. MRI가 thoracic spine 및 주변의 연신경 구조를 확인하는데 gold standard이다. Gadolinium은 neoplasm, scar formation 또는 감염성 병변을 확인하는데 유용하다. MRI에 contraindication인 경우, CT 및 CT myelogram이 대안이 될 수 있다.
- 전기진단학적 검사(Electrodiagnostic study)는 흉부 근절 분포의 특성 때문에 근육의 접근이 쉽지 않아서 제한적이다. 근전도 검사를 paraspinal 및 intercostal 근육에 검사해 볼 수 있다. 복부 근육들은 통상적으로 검사하지 않는다. 병변을 국소화하기 위해 multiple level이 검사되어야 한다.
- 또한, malignancy 및 metastasis가 의심되는 경우, metastasis의 다른 focus를 확인하기 위해 PET scan을 이용해 볼 수 있다.

MEDICATION MANAGEMENT

- 심하지 않는 경우, nonsteroidal anti-inflammatory drugs(NSAIDs), Tylenol 및 국소 약제를 사용하여 치료해 볼 수 있다.

- 급성기에는 medrol dose pack이 필요할 수 있다.
- Refractory 경우에는 근이완제 및 opiate를 사용해 볼 수 있다.
- 급성 및 아급성 thoracic radiculopathy에서 selective nerve root block, paravertebral bock, intercostal nerve block 및 epidural steroid injection을 고려해 볼 수 있다.
- 만성 통증의 관리는 아래의 치료를 포함한다.
  1. NSAIDs
  2. Gabapentin/pregabalin.
  3. Tricyclic antidepressants(TCAs)
  4. Anxiolytics
  5. Compound creams
- 근육의 spasm 또는 spasticity가 있는 환자에게 근이완제를 사용해야 한다.
- Opioid 제제의 사용은 만성 통증 관리로 제한되어야 한다.
- 만성 통증은 수면 및 일상생활 활동을 유의하게 제한시키며, 다학제적 접근이 시행되어야 한다.

REHABILITATION PROGRAM

- 목표(Goal) : 통증 완화, 기능적 향상, 통증없는 range of motion을 증진
- Modalities : ice, heat, transcutaneous electrical nerve stimulation(TENS) units, electrical stimulation 및 ultrasound 또한, 통증을 완화하고 modality를 증가시키는데 도움이 될 수 있다.
- Phygical therapy는 척추 안정화 운동, 자세 훈련, 등/복부의 강화 및 척추 견인치료 등으로 시행해 볼 수 있다.
- Thoracolumbar brace는 spine movement를 줄이는데 필요할 수 있다. 장기간 사용하는경우 근육의 atrophy를 유발할 수 있어 사용시 주의가 필요하다.
- 탈감작(desensitization) 치료, TENS에서 Allodynia(이질통)를 호소할 수 있다.

- 집에서 할 수 있는 운동법을 개발한다.
- 직업관련 치료가 환자의 제한내에서, 생산적인 삶을 유지할 수 있게 도움이 될 수 있다. 만약 적응증에 해당한다면, 직업에 관련하여 평가할 수 있다.

척추 통증에서 Red flag는 심각하거나 lifethreatening한 back pain의 원인을 나타내며, further workup이 필요할 수 있다.

INFECTION	MALIGNANCY (METASTASIS)	CAUDA EQUINA
• History of IV drug abuse • Recent spine surgery within the last 12 months • Fever and chills • Recent bacterial infection (wounds, lung, skin, UTI, pyelonephritis) • Immunocompromised	• Weight loss • Pain worse at night or at rest • Prior history of cancer	• Saddle anesthesia • Urine incontinence • Fecal incontinence • Decreased anal sphincter tone • Worsening of weakness and numbness • Progressive neurological deficits

IV : INTRAVENOUS, UTI : URINARY TRACT INFECTION.

THORACIC COMPRESSION FRACTURE

골다공증, 외상, 과도한 압력, osteomyelitis의 과거력, 약제 복용력(특히 oral steroid, heparin 및 anticonvulsant) 또는 물리적 수상과 같은 상태에서 척추의 압박 골절(compression fracture)이 보통 나타난다. 척추의 뼈가 무너지면, 척추의 compression fracture로 정의한다. 여성의 경우 폐경 이후 위험도가 증가한다. 마르거나 노쇠한 경우 또한 위험도가 증가한다. 흡연 역시 발생 위험을 높일 수 있다.

압박 골절은 전형적으로 흉추에서 일어난다. 가장 흔한 부위는 T11, T12 및 첫 번째 요추(L1)이다. 골절의 유형으로는 wedge, biconcave 또는 crush fracture로 나타난다. 방출성 골절(burst fracture)은 높은 에너지의 축방향 하중(axial loading)이 가해질 때 나타난다.

척추의 압박 골절은 전형적으로 너무 많은 압력이 척추체(vertebral body)에 가해질 때 나타난다. 보통 전방(forward)으로 굽히고 하방(downward)의 압력이 척추에 가해질때 나타난다.

척추의 압박 골절은 무게중심을 앞쪽으로 옮기고, 척추에 전방하중(anterior load)을 증가시킨다. 척추에 전방하중은 이차적 압박 골절 및/또는 낙상의 위험도를 증가시킬 수 있다.

주로 등, 다리 또는 팔에 심한 골절에 의해서 척추신경의 손상이 발생한 경우에는 numbness와 tingling 현상과 같은 뼈의 붕괴가 더 진행되는 경우 통증은 일반적으로 더 약한쪽에 있다.

STAGING

- 급성기 : 심한 통증
- 아급성기 : 통증 개선, 움직임 완화
- 만성기/안정기 : 통증이 심하지 않음, 골절전 기능으로 돌아감.
- 말기 : 악성종양 과거력, 호흡기능 부전, 비정상 보행

첫 번째 압박 골절이후 추가 골절 위험도는 증가한다.

ASSESSMENT

- 통증의 특징, 기존 골절, 무리한 육체적 활동, 부적절한 훈련이나 장비의 사용 및 골다공증을 포함하는 중요한 정보를 history를 통해 확인하는 것이 필요하다. 또한 통증의 분포와 강도, 악화 또는 완화 요소, 방사통의 여부, 대소변의 기능부전, 수상의 원인, 다른 관절 또는 척추의 질환에 대해서도 문진이 필

요하다. Valsalva시 통증이 있는 경우 역시 압박 골절을 의심할 수 있다. 이동(transfer)을 관찰시 guarding이 나타날 수 있다.

- 이학적 검사에서 급성 골절 부위 palpation시 압통이 있을 수 있다.
- 디스크성 유발 검사(Discogenic provocative maneuver)에서 양성이다.

IMAGING

- 모든 압박 골절에서 AP & lateral X-ray를 촬영해야 한다. Wedge, crush 또는 biconcave fracture가 관찰될 수 있다.
- 골절이 매우 의심되나 X-ray에서 negative일 때 MRI를 처방할 수 있다. Gadolinium enhancement가 malgnancy나 감염을 확인하는데 사용될 수 있다.
- MRI를 진행하지 못하는 환자의 경우, bone scan이 대안이 될 수 있다.
- CT scan은 bone detail을 공부하는데 도움이 되나, 정밀하게 측정하기는 어렵다.
- Dual-energy X-ray absorptiometry(DEXA) scan을 다른 신체부위의 osteoporosis를 평가하는데 필요할 수 있다.

REHABILITATION

- 이동이 제한되는 경우, 표준형 지팡이(single point cane)나 보행기(rolling walker)와 같은 보조 장치들을 사용해 볼 수 있다.
- Braces
    1. 흉추 또는 요추 압박 골절 : TLSO or Jewett brace
    2. Physical therapy(PT)가 ADLs의 회복 및 bracing과 함께 weight-bearing exercise를 시작하는데 도움이 될 수 있다.
    3. 급성기에서 통증 약물치료가 도움이 될 수 있다.

CHEST WALL PAIN SYNDROME

Chest wall pain syndrome은 inflammation, stress 또는 신체의 손상으로 흉벽에 직접적 또는 referred pain을 호소하는 통증의 상태로 정의된다. Acute coronary syndrome, pulmonary embolism 및 pneumonia와 같은 더 심각한 질환이 먼저 감별되어야 한다.

Costochondritis, rib dysfunction, intercostal myalgia, sternoclavicular disease, 대상포진으로 인한 intercostal neuralgia, seronegative spondyloarthropathy, myofascial pain, carcinoma, psoriatic arthritis, postthoracotomy syndrome과 같은 근골격계 상태가 chest wall pain syndrome을 일으킬 수 있다.

PATHOANATOMY

- 흉곽은 양측 12개의 갈비뼈, sternum 및 앞쪽으로 xiphoid, 뒤쪽으로 12개의 척추로 경계 되어진다. 이들 구조는 근육과 근막으로 상호 연결되어 있다. Thoracic spinal nerve의 anterior rami가 intercostal nerve를 형성한다. Intercostal nerve는 갈비뼈의 inferior border를 따라 주행한다. Rib, nerve 또는 muscle 손상은 intercostal nerve의 impingement를 유발할 수 있다. 이들 nerve root들은 휴면기의 바이러스들에게 취약하며, 대상포진의 가능성이 있는 부위이다.
- Costochondritis는 갈비뼈와 sternum을 이어주는 cartilage의 염증 반응이다. 이는 sternum을 따라 costochondral joint 부위로 국소화되는 가슴의 pinpoint tenderness를 나타낸다.
- Intercostal neuralgia는 갈비뼈 사이를 지나는 신경의 painful disorder이며 intercostal nerve가 손상되거나 기능을 잃으면서 이차적으로 나타난다. 이는 burning, stabbing 및 sharp한 불편감이 피부분절 분포를 따라 나타난다. 가장 흔한 원인은 수술이다.

- 대상포진 후 신경통은 vesicular rash와 burning/neuropathic pain 및 hyperesthesia를 나타내는 varicella zoster virus의 재활성화이다. Rash는 하나 또는 두개의 피부분절에 국한되며, unilateral하다.
- Assessment :
  1. Acute coronary syndrome, pulmonary embolism, pneumonia 및 다른 생명을 위협할 수 있는 상태가 배제되면, 종합적인 통증 과거력을 확인한다.
  2. 통증의 질, 위치, 재현성, 자세에 따른 악화 및 기존 이벤트들에 대한 평가에 중점을 둔다.
  3. 이학적 검사(Physical examination) :
     a. 심장과 폐 청진, 말초 혈관 촉진
     b. Pectoral muscle과 scapular muscle의 motor test 및 검사
     c. 어깨 및 날개뼈의 range of movement(ROM) 평가
     d. Costochondral joint, 갈비뼈 및 sternum의 palpation
     e. 피부 감각 검사
     f. Levator scapulae, pectoralis major 및 minor, supraspinatus, infraspinatus, serratus anterior의 tender 및 trigger point 평가
  4. ECG, comprehensive metabolic panel(CMP), complete blood count (CBC), D-dimer, creatine kinase(CK)-MB, troponins, C-reactive protein(CRP), erythrocyte sedimentation rate(ESR), chest X-ray(CXR), abdominal X-ray(AXR), CT chest를 확인하여 급성 및 생명을 위협할 수 있는 원인을 배제하도록 한다. Office setting에서는 환자를 응급실로 급하게 이송(transfer)할 수 있게 고려한다.
  5. Rehabilitation and medication management:
     a. Costochondritis : physical therapy, modalities : ultrasound
     b. 갈비뼈 골절 : intercostal nerve block, 수술 협진을 고려

c. Postthoracotomy pain : paravertebral blocks, intercostal nerve blocks, trigger point injections, TCAs, gabapentin
d. Intercostal neuralgia : TCAs, gabapentin, intercostal nerve block
e. Postherpetic neuralgia : lidocaine patch, intercostal nerve block, gabapentin, pregabalin, TCAs, capsaicin, Qutenza patch

THORACIC INTERLAMINAR EPIDURAL STEROID INJECTION

INDICATIONS

흉추 신경뿌리근병증(thoracic radiculopathy), 흉추 추간판 탈출(thoracic herniated disc), 흉추의 협착증(stenosis of the thoracic spine)

CONTRAINDICATIONS

- Absolute contraindications :
  1. 환자가 거부하는 경우
  2. 국소 또는 전신 감염
  3. 주사하려는 level의 spinal cord compression이 있을 때(thoracic myelopathy 증상이 동반되고 spinal diameter가 6~7 mm 보다 작을 때)
  4. 출혈 경향이 있는 bleeding disorder의 부적절한 치료
  5. 주사 약제에 allergy가 있는 경우
- Relative :
  1. 면역억제 상태
  2. 임신
  3. Prone으로 눕기 힘들 때(특히 respiratory distress를 유발할 수 있는 상태)
  4. 치료되지 않은 고혈압

5. 치료되지 않은 당뇨
6. 출혈 또는 hematoma와 연관될 수 있는 anticoagulation 또는 antiplatelet agent를 동시에 사용하는 경우

TECHNIQUE

- Needle : 18- 또는 20-gauge, 3½-inch Tuohy needle
- 주사제 : Normal saline 4 mL 및 dexamethasone 10 mg 또는 triamcinolone 40 mg 또는 Depo-methylprednisolone 40 mg
- 조영제 용량 : 2~4 mL
- 환자 positioning :
    1. 환자를 prone position으로 C-arm table에 눕힌다.
    2. C-arm을 AP에서 spinous process가 midline에 정렬하게 회전하고, end plate가 두 개의 선이 아닌 한 개의 선으로 정렬될 수 있게 기울인다.
    3. 피부를 소독한다. : chlorhexidine prep(선호됨), povidone iodine 및 isopropyl alcohol 모두 경피적 척추 procedure의 antiseptic agent로 선택할 수 있다.
    4. 공간을 표시할 수 있는 needle, metal marker와 같은 radiopaque 물체를 사용하여 fluoroscopy로 적절한 interlaminar space를 확인한다. Marker를 사용한다면 sterile marker를 사용한다.
    5. 2~4 mL의 리도카인을 25-gauge needle을 이용하여 피부 및 피하조직에 주사한다. 더 나은 마취 효과를 위해 깊은 인대 구조에 주사할 수 있다.
    6. C-arm AP 상태에서, Tuohy needle의 tip을 원하는 level의 spinous process 사이의 중앙을 향하여 접근하는 midline 접근법 또는, 환자의 통증 부위쪽으로 ipsilateral하게 접근하는 방법이 있다.
    7. C-arm을 이용하여 midline을 넘지않는지 자주 확인하면서 천천히 needle을 전진한다.

8. Interspinous ligament가 "주관적(subjectively)"으로 느껴질 때까지 전진한다.
9. 그 후 C-arm을 lateral position으로 두고, depth를 확인한다. Contralateral oblique view를 spinal needle이 spinolaminar line에 접근하는 것을 더 잘 보여주기 위해 종종 사용할 수 있다.
10. 시술자의 경험을 바탕으로 "loss of resistance"(air 또는 saline 사용) technique을 epidural space를 확인하는데 사용할 수 있다. Needle stylet을 제거하고, saline이나 air가 든 syringe(plastic 또는 glass)를 needle의 hub에 부착할 수 있다.
11. Needle의 날개를 잡아 안정성을 확보한 후, 같은 궤적으로 천천히 전진하며, "저항 소실(loss of resistance)"을 syringe plunger를 부드럽게 tapping 하면서 확인한다. 저항 소실이 확인되면, "wet tap" 또는 척수 손상(spinal cord injury)을 예방하기 위해, needle의 전진을 중단한다. 환자가 심한 통증(severe pain) 또는 이상감각(paresthesia)을 호소하는 경우, needle의 전진을 멈추어야 한다. Air, 뇌척수액(cerebrospinal fluid; CSF) 및 피가 aspiration 되지 않음을 반드시 확인한다.
12. Needle 이 blood vessel 또는 CSF에 놓이지 않았는지 확인하기 위해 음압 흡입(negative aspiration)을 통해 확인해야 한다. Needle에 extension tubing을 연결하고, 실시간 fluoroscopy 하에 경막외 공간을 확인하기 위해 0.5~2 ml의 nonionic contrast를 주사하여, lateral 및 AP view에서 경막외 공간으로 퍼져나가는 것을 확인한다.
13. Digital subtraction 역시 vascular flow가 없는지 확인하는데 사용할 수 있다.
14. Contrast를 통해 경막외 공간에 진입한것이 확인되면, corticosteroid 및 마취제가 섞인 주사액을 천천히 주사한다.

15. 그 후, stylet을 needle 에 재삽입 한뒤, 천천히 바늘을 빼낸다.
16. Needle 삽입부에 출혈이 있다면, gauze를 대고 압력을 준다. 멸균된 dressing 또는 bandage를 needle 삽입부에 둔다.
17. 부작용이 없는지 확인하기 위해, 환자의 postprocedure를 관찰한다. 환자에게 postprocedure 관리 지침을 제공한다.

- 예시:
  1. AP: (Figure 5.2)
  2. Lateral: (Figure 5.3)

Figure 5.2 **Anteroposterior view.**

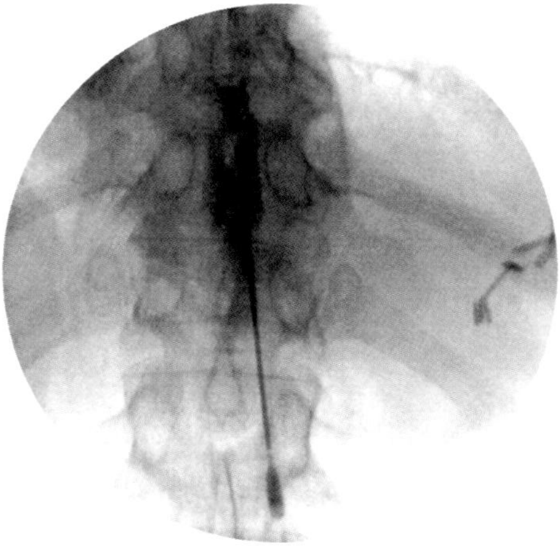

Figure 5.3 **Lateral view.**

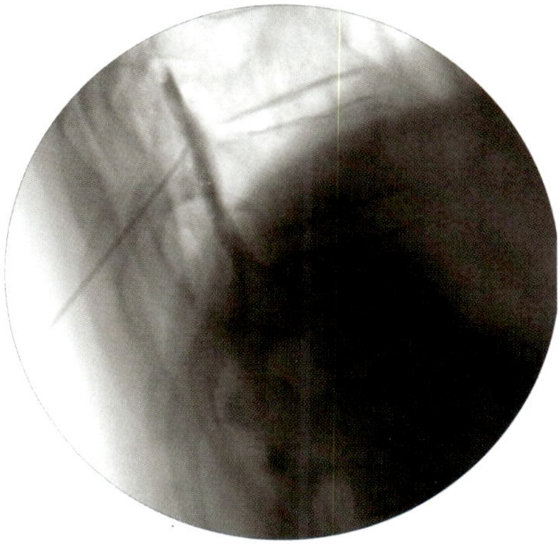

Sample Procedure Note

PREOPERATIVE DIAGNOSIS:	Thoracic radiculitis Thoracic disc displacement Thoracic spine pain
POSTOPERATIVE DIAGNOSIS:	Same
SURGEON:	______
ASSISTANT:	______
TITLE OF PROCEDURE:	______ Thoracic epidural steroid injection under fluoroscopic guidance Thoracic epidurogram interpretation under fluoroscopic guidance
ANESTHESIA:	Monitored anesthesia care

ESTIMATED BLOOD LOSS: None

COMPLICATIONS: None

DRAINS: None

IV Fluid _______mL lactated ringer

Indications: _____-year-old _____ (male/female) complaining of thoracic spine pain that radiates to the anterior chest wall. Our plan is to perform a thoracic epidural steroid injection under fluoroscopic guidance today. The risks and benefi ts of _____ thoracic epidural steroid injection were discussed in detail. The patient understands and accepts that the risks include, but are not limited to, increase in pain, nerve injury, infection, bleeding, hematoma, paralysis, spinal headache, stroke, discitis, and death. Alternatives to nerve blocks, or noninterventional therapy, were discussed and informed consent obtained.

DESCRIPTION OF PROCEDURE

Intravenous access was established. The patient was escorted to the fluoroscopy suite and placed in the prone position. Noninvasive monitoring was applied. Universal Site and Side Protocol was followed and documented. Safe Injection and Infection Control Practices as recommended by the Center for Disease Control, including the use of a face mask, were strictly followed. The thoracic area is widely prepped using _____ per protocol, and sterile drapes applied. Time out was performed. Using fluoroscopic guidance the thoracic vertebral bodies were identifi ed. Using a 25-gauge needle, a skin wheal was raised with 1% lidocaine. Under fluoroscopic guidance in the AP and lateral views, an 18-gauge modified winged Tuohy needle was placed at the _____ interspace. The Tuohy needle was carried down to the epidural space using intermittent loss of resistance technique with saline to identify the epidural space. Once the epidural space was identified, AP and lateral projections of the fluoroscope confirmed adequate needle placement.

At this point, 2 mL of Omnipaque–240 contrast was injected under live fluoroscopic guidance through a T–connector extension tubing outlining a positive epidurogram. There was no evidence of intrathecal or intravascular spread. After negative aspiration for heme and CSF, 40 mg of Kenalog was injected with _____ mL of preservative–free _____ Marcaine through a T–connector extension tubing without complication. Once the procedure was completed, all needles were withdrawn from the patient intact. A bandage was applied to the puncture site. The patient tolerated this procedure well, there were no complications noted. The patient was discharged in hemodynamically and neurologically stable condition, with review of postprocedural instructions.

Plan : If the patient received 50% or greater improvement of their pain, we will repeat the procedure in 2 to 4 weeks' time. If today's injection does not alleviate the patient's pain by 50%, we will perform a diagnostic thoracic medial branch block under fluoroscopic guidance in 2 to 3 weeks.

____

Attending Physician

INTERCOSTAL NERVE BLOCK

INDICATIONS

Chest wall pain syndrome, postthoracotomy syndrome, postherpetic neuralgia, costochondral joint dislocation, postmastectomy pain, 대상포진 통증 및 급성 herpes zoster, 갈비뼈 골절, 흉벽의 암성 통증, neuropathic chest 및 upper abdominal pain

CONTRAINDICATIONS

- 호흡 곤란이 있는 환자, nerve block이 계획된 쪽으로 pneumonectomy 과거력이 있는 경우, 비침습적 양압 환기(noninvasive positive pressure ventilation)를 적용중인 환자, 알지 못하는 rib dissection이 있는 환자

RELEVANT ANATOMY

- 신경은 paravertebral space를 떠난 후에 intercostal space로 진입하며, intercostal muscle 및 흉막(pleura) 사이에 놓인다.
- Paravertebral muscle들에서 외측으로 갈비뼈의 두드러진 각(angle)이 intercostal nerve block의 primary landmark로 만져진다.
- 갈비뼈의 각(angle)에서, 신경은 innermost intercostal muscle 및 inner intercostal muscle사이에 놓인다. 또한, 이 부위에서 갈비벼의 두께는 8 mm이며 costal groove가 가장 넓은것으로 알려져 있다.
- Intercostal nerve는 갈비뼈의 inferior portion에 intercostal vein 및 artery에서 꼬리쪽(caudal)으로 놓여있다(vein-artery-nerve configuration) (Figure 5.4).

Figure 5.4 **Intercostal nerve의 anatomy.**

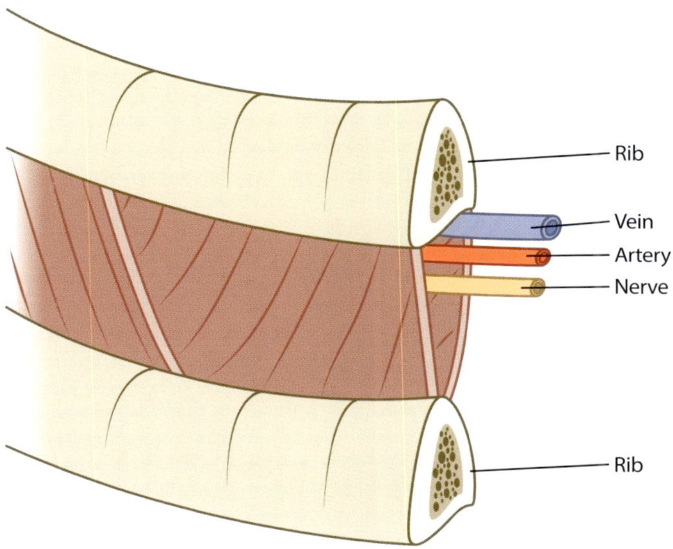

- Intercostal nerve는 T1에서 T11 thoracic 신경의 primary rami 이다.
- T1 신경 fiber의 대부분은 C8과 결합하여 brachial plexus의 lower trunk를 형성한다.

PATIENT POSITION

- 환자를 prone position으로 눕힌다.
- 배(abdomen) 아래 베개를 두고 양측 상지를 fluoroscopy table의 가측으로 편하게 해준다.

TECHNIQUE

- 피부를 소독한다. : Chlorhexidine prep(선호됨), povidone iodine 및 isopropyl alcohol 모두 경피적 척추 procedure의 antiseptic agent로 선택할 수 있다.

- C-arm을 AP view로 두고, 목표 level을 확인한다. C-arm을 꼬리쪽(caudal) 또는 머리쪽(cranial)으로 기울여 true AP image를 얻는것이 필요할 수 있다.
- 목표하는 needle의 end point는 상응하는 level의 inferior border이다. 목표 진입 point는 목표한 갈비뼈의 midline 및 inferior border에서 3~4 cm 부위이다.
- 25- 또는 27-gauge needle을 사용하여, 1% lidocaine 3~5 mL를 피부 및 피하 조직에 주사한다.
- 22-gauge curved Quincke spinal needle을 사용하여 C-arm beam에 평행이 되도록 needle을 rib의 inferior border로 진입한다.
- Needle이 갈비뼈 inferior border를 bone touch하면 needle이 갈비뼈의 inferior margin으로 미끄러질 때까지 천천히 진입해 볼 수 있다.
- AP 및 lateral 영상을 확인하여, 적절한 깊이를 확인한다.
- Negative apsiration을 확인하다.
- Contrast를 주사하여 혈관내 확산이 없는 것을 확인한다.
- Steroid 및 마취제를 혼합하여 주사한다.
- 환자에서 needle을 제거한다.
- 예시 :
  1. AP : (Figure 5.5)

Figure 5.5 **Anteroposterior view.**

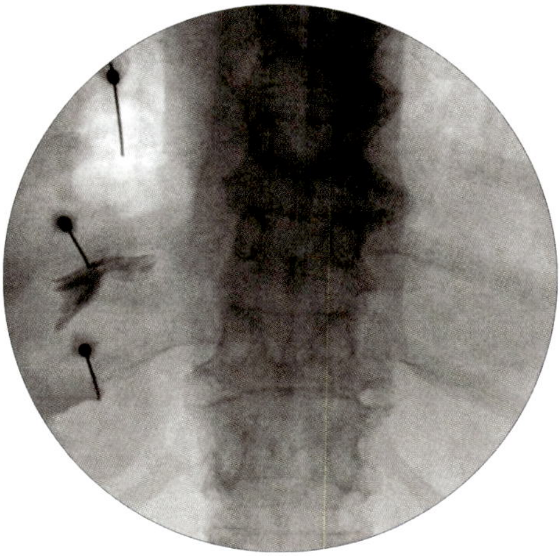

Sample Procedure Note

PREOPERATIVE DIAGNOSIS	Intercostal neuralgia Other nerve root plexus disorder Thoracic spine pain
POSTOPERATIVE DIAGNOSIS:	Same
SURGEON:	______
ASSISTANT:	______
TITLE OF PROCEDURE: https://bcove.video/2IkZVSo	______ Intercostal nerve block under fluoroscopic guidance (Video 5.1)
ANESTHESIA:	Monitored anesthesia care

ESTIMATED BLOOD LOSS: None

COMPLICATIONS: None

DRAINS: None

IV FLUID _____ mL Lactated Ringer

Indications: _____-year-old _____ (male/female) complaining of thoracic spine and flank pain that radiates to the anterior chest wall. Our plan is to perform an intercostal nerve block under fluoroscopic guidance today. The risks and benefi ts of _____ intercostal nerve block were discussed in detail. The patient understands and accepts that the risks include, but are not limited to, increase in pain, nerve injury, infection, bleeding, seizure, hematoma, paralysis, pneumothorax, stroke, and death. Alternatives to nerve blocks, or noninterventional therapy, were discussed and informed consent obtained.

DESCRIPTION OF PROCEDURE

Intravenous access was established. The patient was escorted to the fluoroscopy suite and placed in the prone position. Noninvasive monitoring was applied. Universal Site and Side Protocol was followed and documented. Safe Injection and Infection Control Practices as recommended by the Center for Disease Control, including the use of a face mask, were strictly followed. The thoracic area is widely prepped using _____ per protocol, and sterile drapes applied. Time out was performed. Using fluoroscopic guidance the thoracic vertebral bodies and ribs were identified. Using a 25-gauge needle, a skin wheal was raised with 1% lidocaine. Under fluoroscopic guidance in the AP view, a 22-gauge curved Quincke spinal needle was placed over the _____ rib on the _____ side 3 cm to 4 cm from the midline. The spinal needle was carried down until the rib was in contact. Once the rib was in contact, the needle was directed to the caudad direction until the needle tip slipped off of the bone. At this point, AP and lateral projections of the fluoroscope confi rmed adequate needle placement. At this point, 2 mL of Omnipaque-240 contrast was injected under live fluoroscopic guidance through a T-connector extension tubing outlining a positive neurogram. There was no evidence of intravascular spread. After negative aspiration for heme, 40 mg of Kenalog was injected with _____ mL of preservative-free _____ Marcaine in divided doses through a T–connector extension tubing without complication. Once the procedure was completed, all needles were withdrawn from the patient intact. A bandage was applied to the puncture site. The patient tolerated this procedure well, there were no complications noted. The patient was discharged in hemodynamically and neurologically stable condition, with review of postprocedural instructions.

Plan: If the patient received 50% or greater improvement of their pain, we will repeat the procedure in 2 to 4 weeks' time. If today's injection does not alleviate the patient's pain by 50%, we will perform a diagnostic thoracic medial branch block under fluoroscopic guidance in 2 to 3 weeks.

____

Attending Physician

Coding

PROCEDURES	
Thoracic interlaminar epidural	62321 72275
Thoracic interlaminar epidural	62310
Thoracic transforaminal first level Thoracic transforaminal additional level	64479 64480
Thoracic medial branch block or intraarticular facet joint injection first level	64490
Thoracic medial branch block or intraarticular facet joint injection second level	64491
Thoracic medial branch block or intraarticular facet joint injection third level	64492

Bilateral modifier	50
RFA—first thoracic level RFA additional levels	64633 64634
Intercostal nerve injection(single level)	64420
Intercostal nerve injection(multiple levels)	64421
INJECTABLES	**J–codes**
Low osmolar contrast material(Omnipaque 300)	Q9967
Low osmolar contrast material(Omnipaque 240)	Q9966
Betamethasone(Celestone 3 mg)	J0702
Betamethasone(Celestone 4 mg)	J0704
Dexamethasone sodium phosphate 1 mg	J1100
Depo–Medrol(40 mg)	J1030
Depo–Medrol(80 mg)	J1040
Triamcinolone(per 10 mg)	J3301
Diphenhydramine(injection up to 50 mg)	J1200
Versed(per mg)	J2250
Fentanyl(0.1 mg)	J3010

RFA, radiofrequency ablation.

Video

Video 5.1 Intercostal Nerve Block

https://bcove.video/2lkZVSo

요추(Lumbar Spine)

6

LUMBAR SPONDYLOSIS WITHOUT MYELOPATHY

DEFINITION

Lumbar spondylosis는 정상적인 노화과정 중 일어나는 joint의 퇴행성 변화를 의미하며 spinal column에서 zygapophysial joint의 후면과 intervertebral disk의 전면에서 주로 일어난다. 이러한 변화들은 나이가 증가함에 따라 발생하며 low back pain과도 연관이 있다. Vertebrae에서 degeneratvie 요인에 의한 불안정이 있으면, 통증의 강도는 더 커진다. Degeneration에 의해 발생하는 통증은 종종 buttock에서 thigh로 내려가는 양상을 보인다. 대부분의 경우에서 degenerative change가 발생해도 통증의 강도는 약하거나 유의미하게 느껴지지 않는다. Myelopathy 소견이 있으면 spondylosis는 cauda equina의 compression을 유발할 수 있다.

EPIDEMIOLOGY

전체 인구에서 일생동안 low back pain의 발생률은 60~90%에 해당한다. 30대 이전에 lumbar spondylosis가 발생하는 경우는 드물다. Low back pain 환자에서 lumbar spondylosis의 유병률은 진단기준에 따라 10~75%로 나타난다.

RISK FACTORS

Disk degeneration의 정확한 원인에 대해서는 알려진 바 없으나 annular tear를 유발할 만한 이전의 back injury, 비만, 여성, 크로스핏 같이 disk와 annular ligament에 스트레스를 많이 주는 고강도 운동, 반복적으로 물건을 들어올리는 동작을 하는 직업, Lumbar의 biomechanic의 변화를 유발하는 lumbar surgery를 시행받은 과거력, malalignment로 인한 joint의 과부하, 잘못된 facet joint의 방향, 나이 증가에 따른 변화(osteophyte의 형성, cartilage의 변화, subchondral sclerosis) 등이 risk factor에 해당한다.

COMPLICATIONS

Osteophyte의 형성과 disc desiccation 때문에 facet joint가 hypertrophy 된다. 이로 인해 intervertebral foramen 혹은 spinal canal의 narrowing이 발생할 수 있다. 이러한 변화는 central 혹은 lateral stenosis, radiculopathy, 심한 경우 cauda equina syndrome을 발생시킬 수 있다.

Kirkaldy–Willis and Bernard에 의해 제시된 Spondylosis의 degenerative 연속 과정

Phase I: Dysfunction Phase	• 초기 반복적인 미세손상의 영향으로 disc 외부에 신경이 분포되어있는 섬유륜(annulus)에 원심성 파열(circumferential tear)이 발생하여 통증을 일으킴. • End-plate의 분리로 disc의 영양공급과 노폐물 제거가 저하됨. • 혈관 조직과 신경 말단의 분포로 균열이 발생함. 신경의 innervation의 증가하면서 disc의 통증 전달에 대한 민감도가 높아짐.
Phase II: Instability Phase	• 구조적 안정성의 소실로 흡수(resorption), 내부 분열(internal disruption), 섬유륜 파열(annular tear)의 연속적인 disc 변화가 일어남. 이러한 변화와 관절돌기간관절의 퇴행(zygapophyseal degeneration)이 함께 일어나면서 subluxation과 instability가 생길 수 있음.
Phase III: Stabilization Phase	• Disc space narrowing 지속됨. • 섬유화 진행(fibrosis development). • Osteophyte와 transdiscal bridging의 생성 • Spondylosis의 마지막 단계에 요추의 협착(lumbar spine stenosis)이 발생함.

ASSESSMENT

i. Lumbar spondylosis의 임상증상은 급성 혹은 진행성으로 나타날 수 있다. 통증은 둔부, 고관절, 서혜부, 허벅지에 편측 혹은 양측으로 발생한다.

ii. 통증은 특히 신전(extension), 회전(rotation), 기립(standing)에서 악화된다. 반대로 누워있거나 요추 전방굴곡(lumbar forward flexion) 자세에서 일반적으로 통증은 완화된다.

iii. 환자들은 이환된 하지(affected lower extremity)에 바늘로 콕콕찌르는 듯한 불편감을 호소할 수 있다.

iv. Myelopathy가 없는 lumbar spondylosis는 신경학적 증상을 발현 시키지 않는다. 만약 myelopathy의 동반이 있다면, 명확한 근력저하(weakness), 균형저하(balance deficit), 보행실조(gait abnormality), 대소변 장애(bowel/bladder dysfunction)가 나타난다.

v. 감염 후 발생한 back pain이나 악성종양의 과거력이 있는 경우는 좀 더 심각한 상태를 의미한다.

PHYSICAL EXAMINATION

i. 시진(inspection) : 척추 주위근(paraspinal muscle)에 대한 평가(fullness, asymmtery, atrophy 여부)를 시행함. 요추 전만각(lumbar lordotic curve)의 편평함, 흉요추(thoracolumbar)와 천장관절(sacroiliac joint)에서 회전(rotation)과 측면 굴곡(lateral bending)을 평가한다.

ii. 촉진(palpation) : 요추 주위을 따라 촉진하면서 facet arthropathy 때 나타날 수 있는 국소 압통 부위를 확인한다.

iii. 운동범위(Range of motion) : 요추의 굴곡(flexion), 신전(extension), 양측 측면방향 굴곡(lateral bending bilaterally), 양측방향 회전(rotation bilaterally)를 평가한다.

iv. 분명한 위약(weakness)인지 통증으로 인한 제약인지 명확히하기 위해 근력

검사를 반드시 시행하여야 한다. 근력검사는 단일신경근(single root), 다발신경근(multiple roots), 말초신경(peripheral nerve), 요천추 신경총(lumbosacral plexus)에 따른 증상이 존재하는지 알기 위한 목적도 있다.

v. 통증의 분포가 다른 질환들과 겹치는 부분이 있기 때문에 골반(hip)과 천장관절(sacroiliac joint)의 평가는 반드시 시행되어야 한다.

vi. Special test :

   1. Kemp's test : 요추 facet joint 통증을 확인하기 위한 유발검사(provocation test)임. 한손으로 요추를 고정시키고 다른 손으로 환자의 반대측 어깨를 지지한다. 환자에게 검사자로부터 멀어지는 방향으로 기대라고 지시한 뒤 상체를 비틀면서 전방굴곡(forward flexion) 시킨다. 이후 측방굴곡(lateral flexion)을 하고 신전(extension) 하면서 원래 위치로 돌아온다.

DIAGNOSTIC TESTS

i. 다른 질환들을 배제하기 위해서 영상학적 검사를 시행할 수 있다. Facet joint에 대한 평가를 위해 X-ray, MRI, CT 검사를 고려할 수 있다.

ii. X-ray는 초기 facet arthropathy를 진단하기 위해서는 충분한 민감도를 가지고 있지 않다. Alignment와 spondylolisthesis 여부를 판단하기 위해서 lateral view를 확인하여야 한다.

iii. MRI는 반드시 필요한것은 아니지만 연부조직(soft tissue)과 신경요소(neural element), facet joint 안의 활액(synovial fluid)을 평가하는데 도움이 된다. CT 검사는 MRI 검사를 할 수 없을 때 고려해 볼 수 있다.

TREATMENT

i. 6주 미만으로 발생한 acute back pain에 대한 치료로 물리치료(physical therapy)를 적용한다.

ii. 누워서 휴식을 취하는것이 도움이 될 수 있다.

iii. Low back pain의 심한 정도에 따라서 acetaminophen이나 NSAIDs의 사용이 효과가 있을 수 있다.

iv. 만약 환자가 통증과 함께 muscle spasm을 호소하면 근이완제(muscle relaxant)를 복용하고 물리치료 장비(heat, TENS)를 적용할 수 있다. 마사지를 하는 것 또한 도움이 될 수 있다.

v. 통증을 유발할 수 있는 신체 활동은 제한하여야 한다.

vi. 진단과 치료적 목적으로 MBB(medial branch block)를 고려해 볼 수 있다. MBB를 한 두번했을 때 통증 완화 효과가 있는 경우는 medial branch에 RFA(Radiofrequency ablation)를 시행해 볼 수도 있다(Table 6.1 참고).

Table 6.1 **INNERVATION OF LUMBAR FACET JOINTS**

FACET JOINT	INNERVATION
L2 – L3	L1 – L2 medial branches
L3 – L4	L2 and L3 medial branches
L4 – L5	L3 and L4 medial branches
L5 – S1	L4 medial branch and L5 dorsal ramus

LUMBOSACRAL RADICULOPATHY

DEFINITION

Lumbosacral radiculopathy는 요천추 위치에서 나오는 spinal nerve root의 기능장애(dysfunction)를 의미한다. 대부분은 추간판 탈출증(disc herniation)과 연관되어 있다. 보통 통증, 감각이상, reflex 변화가 specific radicular pattern으로 나타나며, 근력저하는 동반될 수도 있다. 근력저하, reflex의 변화, 이상감각(paresthesis)의 발현을 포함한 다양한 변화들은 일상생활 활동(ADL)을 저해하게 된다.

RISK FACTORS

Lumbar radiculopathy는 보통 compression에 의해 이차적으로 발생하는데, 이는 spinal nerve 혹은 nerve root에 손상을 유발하는 염증 반응과 관련이 있다. Lumbar radiculopathy의 다른 원인으로 herniated disc, foraminal stenosis, osteophyte formation 등에 의한 이차적 발생을 들 수 있는데 spinal nerve를 압박하는 요인에 의한다. 이차성 lumbar radiculopathy의 드문 경우로 감염성 요인, 류마티스, 신경학적 질환, 근골격계의 손상이 있다.

EPIDEMIOLOGY

Lumbosacral radiculopathy의 유병률은 대략 3~5%에 해당한다. 성별 분포는 남성과 여성 비슷하며 남성은 주로 40대에 여성은 50~60세 사이에 radiculopathy 증상이 발생한다. Degenerative spondyloarthropathy들은 radiculopathy의 가장 흔한 원인이다.

COMPLICATIONS

Cauda equina syndrome은 surgical emergency 상태로 spinal cord 말단에 과도한 압력과 nerve group의 swelling이 있음을 나타낸다. 특징적인 통증, 감각저하와 저림 증상 외에 비뇨기 증상을 야기할 수 있다. Cauda equina syndrome의 합병증으로 영구적인 마비, 대소변 조절의 장애, 보행 장애 등이 발생할 수 있다. 시간 경과에 따라 악화되는 양상을 나타내는 마비 증상을 동반한 단일 신경근병증 증상(single root radicular symptom)은 lumbar radiculopathy의 또 다른 합병증 중 하나이며, 응급 수술 치료의 대상이다.

ASSESSMENT

i. Lumbar radiculopathy 환자들은 보통 이환(affected)된 nerve root의 담당 영역에서 날카로운 통증(sharp pain), 이상 감각(paresthesia), 저림(tingling), 감각저하(numbness)를 호소한다. Back pain도 흔하게 발생하지만, 하지의

통증이나 이상감각이 더 주증상으로 나타난다. 하지의 통증과 이상감각은 특정한 피부분절(dermatomal distribution)을 따라 발현된다. 감각저하, 근력저하, reflex 변화 또한 신체진찰에서 관찰된다.

- 종양, 감염, cauda equina를 배제하기 위해 red flag 증상을 감별해내야 한다.
  a. 척추 통증에서 red flag는 심각하고 치명적일 수 있기 때문에 추가적인 검사가 반드시 필요하다.

감염	악성 종양(전이)	CAUDA EQUINA
• 정맥 주사제 남용 과거력 • 최근 12개월 이내 척추 수술 • 열과 오한 (Fever and chills) • 최근 세균성 감염력 (상처, 폐, 피부, UTI, 신우신염) • 면역 저하자(Immuno-compromised)	• 체중 감소 • 야간 혹은 휴식시 통증 • 암 진단 과거력	• 안장 무감각 (Saddle anesthesia) • 요실금 (Urine incontinence) • 변실금 (Fecal incontinence) • 괄약근(Anal sphincter tone) 저하 • 근력저하와 감각저하의 악화 • 진행성 신경학적 장애 (Progressive neurological deficits)

IV, intravenous; UTI, urinary tract infection.

ii. Physical examination :
  1. 시진(inspection) : Alignment, 이전 수술 상처, 근위축, 피부결손을 확인한다.
  2. 촉진(palpation) : Spinous process의 국소압통 유무, cervical, thoracic, lumbar의 paraspinal atrophy와 asymmetry를 확인한다.

3. 운동범위(Range of motion) : 전방굴곡(forward flexion), 과도신전(hyperextension), 양측 회전(rotation bilaterally), 양측 측면굴곡(lateral bending bilaterally)에서 ROM(range of motion)을 측정한다.
4. Special tests :
    a. 하지직거상 검사(SLRT, Stright leg raise test) : 환자는 supine 자세로 누워서 무릎을 편 상태로 동측(ipsilateral) 하지를 들어 올린다. 만약 통증이 30~70도 사이에서 발생하면, L4−S1 spinal nerve root 병변 혹은 radiculopathy가 존재할 가능성이 높다. SLRT를 시행할 때 ankle dorsiflexion 하는 것이 증상을 더 악화시켜 검사의 민감도를 높여준다. Hip flexion 30도 미만에서 통증이 발생한 경우는 acute spondylolisthesis, disc protrusion 혹은 extrusion, acute dural inflammation, somatization 등을 의미한다. Hip flexion 70도 이상에서 통증이 발생한 경우는 hamstring, gluteus maximus의 tightness나 sacroiliac joint 혹은 hip joint의 병변을 의미한다.
    b. Reverse SLRT(femoral nerve stretch test) : 환자는 prone 자세로 눕거나 decubitus position으로 옆으로 돌아눕는다. 이후 최대한 knee flexion을 시킨 상태에서 hip을 extension시킨다. 이 검사에서 양성 소견을 보이는 경우는 L2, L3 혹은 L4 nerve root에 의한 통증이 있음을 뜻한다.
    c. Crossed SLRT : 환자는 supine 자세로 누운 다음에 이환되지 않은 다리(unaffected leg)를 knee extension 상태로 들어 올린다. 이 검사 시행시 이환된 하지(affected extremity)에서 방사통(radicular pain)이 발생한 경우 검사 양성(positive)을 의미한다.

HERNIATION	COMMON LUMBAR ROOT AFFECTED	PAIN	SENSORY CHANGES	WEAKNESS	REFLEX CHANGES
L3 – L4 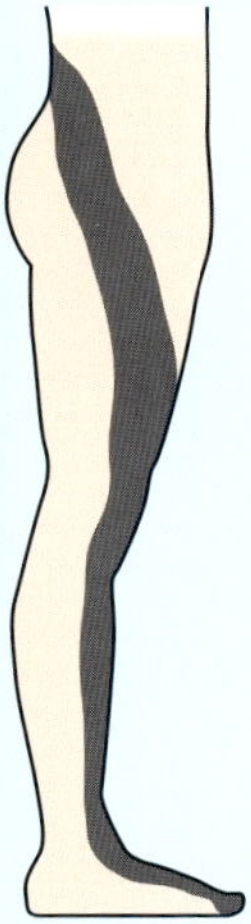	L4	Low back, shin, thigh, and leg	Shin numbness	Knee extensors and ankle dorsiflexors	Knee jerk absent
L4 – L5 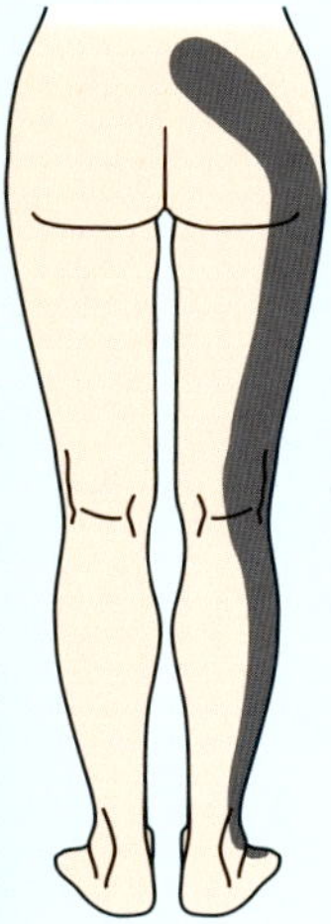	L5	Low back, posterior thigh, and leg	Numbness on the dorsum of foot, and first web space	Extensor hallucis longus	

HERNIATION	COMMON LUMBAR ROOT AFFECTED	PAIN	SENSORY CHANGES	WEAKNESS	REFLEX CHANGES
L5 – S1 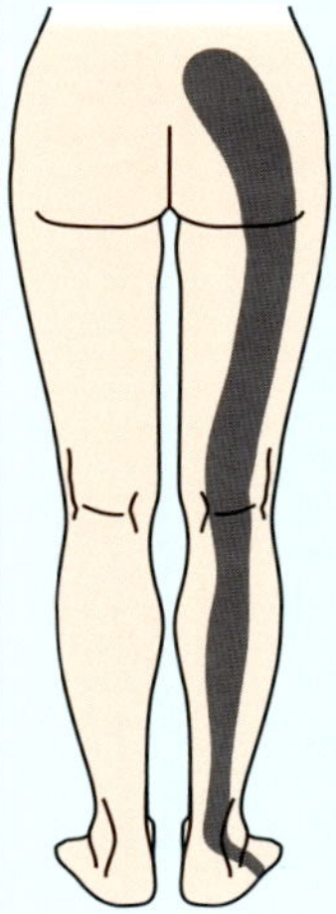	S1	Low back, posterior calf, and leg	Numbness of lateral foot	Gastrocnemius and soleus	Ankle jerk absent

d. Hoover's sign : 하지의 비기질적 마비(Non–organic paresis)에서 기질적(organic)인 마비를 배제시키기 위한 검사이다. 환자는 supine 자세로 눕고, 검사자는 양손으로 환자의 양측 heel 아래를 지지한다. 이후 환자에게 한쪽 다리를 들어 올리도록 지시한다. 만약에 검사자가 들어올리지 않은 반대측 다리에서 아래로 누르려는 힘이 느껴지지 않는다면, 환자는 충분한 힘을 내고 있지 않는 것이다. 만약 환자가 충분한 힘을 내고 있다면, 검사자는 들어올리지 않는 하지의 heel에서 검사자의 손을 누르는 압력을 느낄 수 있다.

5. Diagnostic tests :

a. 영상의학적 검사(Imaging) : 신경학적 결함이 진행성 소견을 보이

거나 초기에 red-flag sign이 보이는 경우가 아니라면, 보통 증상이 1개월 이상 지속된 경우에 고려해 볼 수 있다. 보통은 단순 방사선 사진을 가장 먼저 시행한다. 젊은 환자들의 경우 초기 단순 방사선 사진은 진단을 내리는데 큰 도움이 되지 않는 경우가 많다. X-ray는 spine의 비정상적인 만곡(curvature), spondylolisthesis의 grade, 골절의 유무를 평가하는데 유용하다. 요추 MRI는 임상적 진단을 확인하는 검사로 종종 사용된다. 요추 MRI에서 무증상 성인의 36%는 추간판 탈출(disc herniation)이 관찰될 수 있다. MRI가 contra-indication인 경우는 요추 CT 혹은 CT myelogram을 고려해 볼 수 있다.

b. 신경전도검사(NCS, Nerve Conduction Study)와 근전도검사(EMG, Electromyography)는 어느 nerve root가 이환(affected)되었는지 구별해내기 위해 시행될 수 있다. NCS는 amplitude의 감소 혹은 정상 반응을 보일 수 있다. EMG는 좀 더 진단적 가치를 지니며, 병변이 있을 경우 positive sharp wave와 fibrillation potential 같은 spontaneous potential 혹은 비정상 abnormal insertion activity를 관찰할 수 있다. 요추 paraspinal muscle에 대한 EMG 검사는 myelopathy 동반 유무와 관계없이 요추부 radiculopathy에 대해 매우 민감도 높은 검사이다. EMG는 보통 증상 발병하고 나서 첫 3~4주 동안은 병변이 있어도 음성 소견이 나올 수 있기 때문에 증상 발병이 4주 이상 되지 않는 경우는 시행하지 않아야 한다.

c. 요추 radiculopathy에 대한 전기진단 검사 프로토콜 :

Ⓐ NCS : 동반된 다른 신경병증(nerve disorder) 유무를 확인하기 위해 증상이 있는 하지에 최소한 한개의 motor NCS와 한개의 sensory NCS를 시행하여야 한다. SNAPs(Sensory nerve action potentials)는 radiculopathy에서 정상 소견을 보여야 한다.

ⓐ Tibial과 fibular의 CMAPs(Compound muscle action poteltials)와 sural SNAPs를 포함하여야 함.

ⓑ 만약 상기 NCS에서 이상소견이 한개 이상 보이거나 말초신경병증(peripheral neuropathy)이 의심이 되면 다른 신경의 CMPA/SNAP을 시행해야 함. 만약 다발신경병증(polyneuropathy)이 의심되면 상지의 NCS를 고려해야 함.

ⓒ Tibial nerve의 H-reflex는 S1 radiculopathy가 의심되는 경우 시행을 고려해 볼 수 있음. H reflex는 S1 radiculopathy에서 감소하거나 나타나지 않을 수 있음.

Ⓑ EMG :

ⓐ 환측의 모든 myotome을 검사할 수 있도록 최소한 5개 이상의 근육과 예상되는 level의 paraspinal muscle에 대한 검사를 시행

ⓑ 예상되는 root level에 의해 innervation 받지만 서로 다른 말초신경(peripheral nerve)의 지배를 받는 한두개의 근육을 검사함.

ⓒ 근육의 이상소견이 있으면 반대측 근육에 대한 검사를 추가로 시행해야 함.

Ⓒ 권장되는 EMG muscles(하단의 **table** 참조)

6. Treatment

a. 치료 프로토콜에는 추간판의 내압 증가를 유발하는 허리 굽힘이나 물건을 드는 동작을 회피하여 염증을 감소시키는 일상생활 교정도 포함된다. NSAIDs는 기본적인 치료로 종종 사용된다. Antineuropathic agent(gabapentin, lamotrigine, amitrityline)들 또한 nerve 안정화 목적으로 사용될 수 있다.

b. 경증의 경우는 NSAIDs, 타이레놀, 국소마취제(크림, 로션) 등을 치료 방법으로 고려해 볼 수 있다.
c. 급성기에는 methylprednisolone 경구제제(medrol dose pack)가 필요할 수 있다.
d. 난치성 환자의 경우는 근이완제와 마약성 진통제를 고려해 볼 수 있다.

MUSCLE	NERVE	L2	L3	L4	L5	S1	S2
Iliopsoas	Femoral nerve	+	+				
Vastusmedialis	Femoral nerve		+	+			
Tibialis anterior	Deep fibular nerve			+	+		
Extensor hallucis longus	Deep fibular nerve				+	+	
Bicep femoris long head	Sciatic nerve(tibial portion)				+	+	
Bicep femoris short head	Sciatic nerve(fibular portion)				+	+	
Medial gastrocnemius	Tibial nerve				+	+	+
Tensor fasciae latae	Superior gluteal nerve				+	+	
Gluteus medius	Superior gluteal nerve				+	+	
Gluteus maximus	Inferior gluteal nerve				+	+	
Piriformis	Nerve to piriformis				+	+	+
Abductor hallucis	Tibial nerve					+	+

e. Selective nerve root block, paravertebral block, epidural steroid injection은 급성기 혹은 아급성기 요추 radiculopathy에 적용할 수 있다.
f. 만성 통증에 대한 조절은 아래와 같다. :

Ⓐ NSAIDs

Ⓑ Gabapentin/pregabalin

Ⓒ Tricyclic antidepressants(TCAs)

Ⓓ 항불안제(Anxiolytics)

Ⓔ 합성 크림(Compound creams)

g. Spasm이나 spasticity가 있는 환자에게는 근이완제의 사용을 고려해야 한다.

h. 만성 통증을 조절하기 위해서 마약성 진통제를 사용하는 것은 제한되어야 한다.

i. 만약 만성 통증이 수면이나 일상생활 활동을 방해할 정도로 심각한 양상이라면면, 다각적인 접근법을 모색하여야 한다.

7. Rehabilitation program :

a. 목표 : 통증 감소, 기능향상, 통증없는 ROM 범위 증가, back과 core의 안정성 증가.

b. 일반적인 스트레칭 프로그램, foraminal opening manuevers 등이 고려됨. McKenzie Method 접근법이 처방될 수 있음.

c. 치료 장비 : 한랭 치료(ice), 온열 치료(heat), TENS 장비, 마사지, 전기자극 치료(electrical stimulation)

d. 요추의 full ROM 회복을 위한 점진적인 스트레칭 시행

e. Core muscle(paraspinals, gluteus, abdominal muscle)의 강화운동

f. 집에서 할 수 있는 운동 방법에 대한 교육

8. 여러 학제간의 협력

a. 정형외과 혹은 신경외과 같이 수술하는 의사, 심리학, 물리/작업치료학에 종사하는 치료사들 모두의 역할이 필요하다.

b. 감염성 질환, 종양학, 비뇨기과학, 성형외과학 또한 병인과 현재 상태의 심각도에 따라 다양한 역할을 할 수 있다.

LUMBAR SPINAL STENOSIS

DEFINITION

요추 협착은 central(intraspinal) canal, neuralforamen 혹은 lateral recess가 좁아짐을 의미한다. Nerve root의 압박은 허혈(ischemia)과 염증(inflammation)을 발생시켜 신경성 파행(neurogenic claudication) 증상을 유발한다. 이 증후군은 특징적으로 신경성 파행, 진행성 이상감각(progressive paresthesia), 보행시 통증 증상을 나타낸다. 앉거나 앞으로 구부린 자세를 취하면 이러한 증상들은 종종 완화된다.

RISK FACTORS

퇴행성 관절 질환인 spondylosis는 척추의 osteoarthritic change로 발생한다. 이는 척추 협착의 가장 흔한 원인이며 60대 이상 고령자에게서 특히 큰 영향을 미친다. 체중 증가 또한 협착에 기여하는 것으로 알려져 있다. 일상생활 요인에 의해서 추간판(disc)에 반복적인 손상, 찢김, 마모 등이 발생하여 추간판 높이가 낮아지거나 탈출(disc protrusion)이 일어나고, zygapophyseal joint(facet joint)를 포함한 척추의 후방요소(posterior element)에 부하가 증가한다. Facet joint arthropathy, ligament flavum hypertrophy, osteophy의 형성 또한 퇴행의 진행 과정에서 발생한다. 이러한 퇴행성 변화는 central canal과 neural foramina를 침범할 수 있다. Ankylosing spondylitis, Paget's disease, DISH(diffuse idiopathic skeletal hyperostosis), rheumatoid arthritis, congenital malformation(spina bifida, achondroplasia, myelomeningocele 등)과 같은 요인도 협착의 발생 원인이 될 수 있다. Tumor, synovial cyst, neural cyst, lipoma, epidural lipomatosis와 같이 공간 점유병소(space-occupying lesion) 또한 neuroforaminal stenosis의 원인이 된다.

정상 성인 요추관(lumbar spinal canal)의 직경은 15~27 mm에 해당한다.

i. Central lumbar spinal stenosis는 직경이 12 mm 이하 일때 발생한다.

ii. Lateral foraminal stenosis는 superior articular process와 posterior vertebral margin 사이의 간격이 3~4 mm 보다 작을때 발생한다.

발생 가능한 합병증은 cauda equina syndrome을 포함하는데, 특징적으로 양측하지의 근력저하, 대소변 장애, 안장 무감각(saddle anesthesia), 발기 부전 등의 증상이 나타날 수 있다. 이는 surgical emergency로 즉각적인 decompression이 필요하다. 수술이 지연될 경우 장기간 신경학적 장애가 지속될 수 있다.

ASSESSMENT

i. 환자들은 보통 수년에 걸쳐 점차 진행되는 통증을 경험한다. 통증 기간동안 통증의 분포는 변경되며, 둔부(buttock)와 양측하지를 돌아다니는 양상을 보인다. Lumbar spinal stenosis의 전형적인 적응증은 신경성 파행(neurogenic claudication)의 존재이다. 신경성 파행은 걸을 때, 특히 경사로를 내려올 때 편측 혹은 양측 하지에 통증이 발생하는 것을 뜻한다. 환자는 보통 걷는 것을 지속할 때 중심부에서 다리로 퍼져나가는 통증을 호소한다. 반대로 혈관성 파행(vascular claudication)의 경우는 걷기 시작할 때 하지에서 통증이 시작되서 허리 쪽으로 올라가는 양상을 보인다. 환자들은 종종 오래 서 있을 때 통증을 줄이기 위해 허리를 굽히는 자세를 취하게 된다고 말한다. 걸을 때 허리를 심하게 전방 굴곡 상태로 보행해서 원숭이 보행(simian gait) 혹은 쇼핑카트 사인이라고 묘사되기도 한다. 환자들은 통증이 osteoarthritis와 유사하다고 표현하는데 쑤시고, 뻣뻣하고, 날씨와 연관되어 심해지는 양상을 보인다. Lateral recess, subarticular, foraminal stenosis는 편측 방사통으로 나타날 수 있다.

ii. Physical examination :

1. 요추의 운동범위는 퇴행성 변화의 진행으로 인해 2차적으로 제한된다.

특히 요추 전방굴곡에 비해서 신전 제한이 더 심하게 나타난다. 요추의 과도 신전(hyperextension) 상태를 30초 이상 지속하게 되면 하지의 증상이 나타날 수 있다.

2. 요추에 대한 촉진은 반드시 시행하여야 하지만 보통은 통증이 유발되지는 않는다. 하지만 촉진은 red flag 진단을 배제하는데 도움이 된다.
3. 만약 환자가 추간판탈출증이 있으면 SLR(straight leg raise)시에 통증이 유발될 수 있다.
4. L5 nerve root는 가장 흔하게 이환(affected) 되며 L5 nerve root가 innervation 하는 근육(e.g., tibialis anterior와 extensor hallucis longus)들에서 근력저하가 발생할 수 있다.
5. 감각 검사에서도 변화가 나타날 수 있는데, 특히 L4와 L5 dermatome에서 두드러지게 관찰된다.
6. Ankle과 knee jerk이 감소하거나 반응이 없을 수 있다.
7. 기능검사(Functional assessment)는 보행, 균형(Romberg test), 앉을 때 통증에 대한 평가를 포함한다.
8. Special tests :
    a. 하지 직거상검사(SLRT, Stright leg raise test) : 환자는 supine 자세로 누워서 무릎을 편 상태로 동측(ipsilateral) 하지를 들어올린다. 만약 통증이 30~70도 사이에서 발생하면, L4-S1 spinal nerve root 병변 혹은 radiculopathy가 존재할 가능성이 높다. SLRT를 시행할 때 ankle dorsiflexion하는 것이 증상을 더 악화시켜 검사의 민감도를 높여준다. Hip flexion 30도 미만에서 통증이 발생한 경우는 acute spondylolisthesis, disc protrusion 혹은 extrusion, acute dural inflammation, somatization 등을 의미한다. Hip flexion 70도 이상에서 통증이 발생한 경우는 hamstring, gluteus maximus의 tightness나 sacroiliac joint 혹은 hip joint의 병변을 의미한다.

b. Seated slump test : 환자는 앉은 상태에서 손은 등뒤로 놓고 척추는 중립상태를 유지한다. 그 다음 환자는 흉요추를 앞으로 숙인다. 만약 이 경우에 통증이 유발되지 않으면, 턱을 가슴으로 당겨 고개를 숙이고 무릎을 신전시킨다. 무릎 신전시 통증이 있으면 목을 중립 상태로 신전시킨다. 이후에도 환자가 여전히 무릎을 펼 수 없으면, 검사양성 소견이라 할 수 있다. 만약 무릎 신전자세에서 통증이 유발되지 않으면 발목을 배측굴곡(dorsiflexion) 시킨다. 발목 배측굴곡시 통증이 있는 경우도 검사양성 소견으로 간주한다.

c. Kemp's test : 요추 facet joint 통증을 확인하기 위한 유발검사(provocation test)이다. 한손으로 요추를 고정시키고 다른 손으로 환자의 반대측 어깨를 지지한다. 환자에게 검사자로부터 멀어지는 방향으로 기대라고 지시한 뒤 상체를 비틀면서 전방굴곡(forward flexion) 시킨다. 이후 측방굴곡(lateral flexion)을 하고 신전(extension) 하면서 원래 위치로 돌아온다.

d. Femoral nerve stretch test : 환자는 prone 혹은 옆으로 돌아 누운 자세를 취하고 무릎을 최대한 굴곡 상태에서 고관절을 신전시킨다. 검사 양성인 경우 L2, L3 혹은 L4 nerve root에 의한 통증을 시사한다.

iii. Diagnostic tests :

1. 요추 협착의 임상적 진단에 대해 명확히 표준화된 방법은 없다. 요추부 협착증후군은 과거력, 신체진찰, 그리고 영상의학적 검사를 사용하여 진단 될 수 있다.

2. Imaging :

a. 단순 X-ray를 통해 spondylolisthesis, disc space narrowing, marginal osteophyte development, facet arthropathy, vertebral endplate change, foraminal narrowing 등의 소견을 확인할 수 있다.

b. MRI는 뼈와 연부조직 구조물을 확인할 수 있기 때문에 협착검사에 gold standard로 여겨진다. 정상 성인의 lumbar spinal canal의 직경은 15~27 mm이다. 요추부 협착은 이 직경이 12 mm 이하일 때 발생한다.

Ⓐ 요추부 협착의 상대적(relative) 기준 : 10~12 mm

Ⓑ 요추부 협착의 절대적(absolute) 기준 : 10 mm 이하

3. HLA-B27과 혈청단백질 전기영동(SPEP, serum protein electrophoresis)은 ankylosing spondylitis와 multiple myeloma가 의심되는 경우에 시행할 수 있다.

iv. Treatment :

1. 치료는 myelopathy 증상이 없으면 보통 대증적(conservative) 치료를 시행한다. NSAIDs나 타이레놀을 정기적으로 복용할 수 있다. 좀 더 심한 경우는 마약성 진진통제나 근이완제를 짧은 기간 사용할 수 있다.
2. 경구 스테로이드 제제는 기능 제한을 유발하는 통증이 있는 환자에게 7~10일간 taper하면서 사용을 고려할 수 있다.
3. 방사통이 있는 환자의 경우에는 neuropathic pain medication을 사용할 수 있다. Gabapentin, pregabalin, TCA와 같은 약물이 가장 우선적으로 고려된다.
4. Fluoroscopic guidance하에 epidural steroid injection하는 것은 증상의 정도(severity)에 따라서 단기적인 통증 완화 효과가 있을 수 있다.

v. Rehabilitation program :

1. 목표 : 통증 감소, 기능 개선, 통증 없는 ROM 범위 향상
2. 치료장비 : 한랭 치료, 온열 치료, TENS, 마사지, 전기자극(E-stim)
3. 요추 안정화 프로그램은 williams exercise와 같은 flexion-biased exercise, pelvic posture 교정, core 강화, 과도한 요추 신전 예방, hamstring 이완에 초점을 두어 실시할 수 있다.

a. 이러한 치료적인 운동들은 hip flexor, hamstring, lumbar paraspinal의 스트레칭과 pelvic tilt, trunk raise, bridging 같이 abdominal과 gluteal 강화시키는 운동을 포함한다.
b. Inclined treadmil, stationary bicycle, aquatic exercise와 같은 conditioning exercise도 시행될 수 있다.
c. Nerve root의 과도한 긴장을 유발하는 운동은 피해야 한다.

4. 가정용 운동 프로그램을 개발하여 교육하여야 한다.

LUMBAR SPONDYLOLISTHESIS

DEFINITION

Spondylolisthesis는 하나의 vertebral body가 인접한 vertebral body에 대해서 상대적으로 전방 혹은 후방으로 displace되어 있는 상황을 뜻하며, spinal canal narrowing을 더욱 악화시키는 요인이 된다. L4/L5, L5/S1, L3/L4 level 순으로 가장 흔하다. Pars interarticularis는 instability를 유발하는 퇴행성 변화 때문에 골절될 수 있으며, 이로 인해 vertebral body는 displacement 된다.

i. Meyerding classification(Figure 6.1)은 spondylolisthesis의 severity를 등급화하는 데 사용된다. Severity는 위에 놓인 vertebral body의 posterior edge가 아래 놓인 vertebral body의 superior surface가 얼마나 밀려났는가 그 비율에 따라 나뉜다.
   1. Grade I : 0~25%
   2. Grade II : 26~50%
   3. Grade III : 51~75%
   4. Grade IV : 76~100%
   5. Grade V(spondyloptosis) : > 100%

Figure 6.1 **Meyerding classification for spondylolisthesis.**

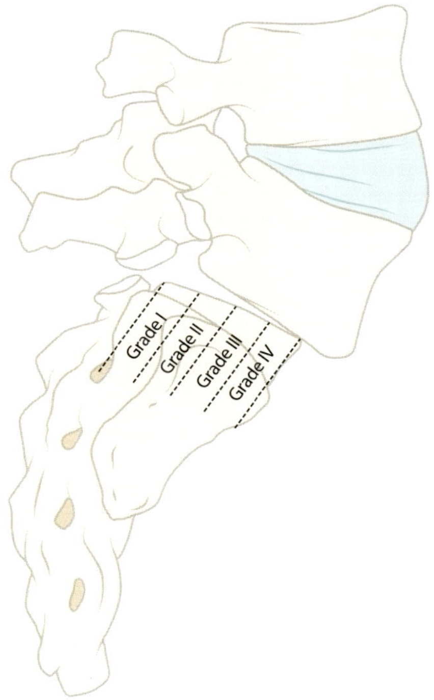

엄밀히 말하면 Meyerding spondylolisthesis grading scale은 아니지만, 몇몇 임상의들은 vertebra가 아래에 놓인 vertebra를 완전히 벗어난 경우를 grade 5로 지칭하여 사용하고 있다. 이러한 상황을 spondyloptosis이라고 한다.

RISK FACTORS

i. 유전적 성향, 고강도 육체 노동, 반복적인 요추 신전, 스포츠 활동(체조, 다이빙, 웨이트 리프팅, 레스링, 아크로바틱, 축구)

ETIOLOGY

i. Lytic isthmic spondylolisthesis : pars interarticularis stress fracture; L5/S1에서 가장 흔하게 발생; spondylolisthesis 중에 가장 흔한 유형임. 5~15세 아동에서 정상 발달 과정 중 나타날 수 있으며, 대부분 무증상으로 나타남. 보통 vertebra의 미끄러짐이 더 진행하지 않음.

ii. Degenerative spondylolisthesis : 정상 노화 과정 중 나타날 수 있는 spondylolisthesis의 흔한 유형 중의 하나로 고령의 arthritis의 때문에 발생. 만성적인 facet arthropathy는 articular process remodeling을 유발하고, 이로인해 joint의 subluxation이 일어남.

iii. Dysplastic spondylolisthesis : Lumbosacral junction의 malformation으로 생기는 드문 선천 결함(congenital defect) 임; 특히 facet joint가 부전형성되거나 태어났을 때 spina bifida가 존재함.

iv. Traumatic spondylolisthesis : inferior facet, pedicle, pars interarticularis, posterior element의 fracture

v. Pathologic spondylolisthesis : 뼈에 영향을 미치는 드문 대사성 질환들(malignancy, infection, osteoporosis, osteogenesis imperfecta, collagen storage disease 등)의 존재로 발생하는 드문 유형의 spondylolisthesis. Posterior element에 손상이 발생함. 또 다른 원인으로 원발성/전이성 암, 감염이 있으며 posterior element의 integrity를 훼손시켜 발생

vi. Congenital : 드물지만 진행이 빠름. 심각한 신경학적 결손과 연관이 있음. Lumbosacral junction과 facet joint의 malformation이란 특징이 있음.

COMPLICATIONS

i. Cauda equina syndrome은 lumbar spondylolisthesis의 중요한 합병증이다. 이는 degenerative spondylolisthesis에서 흔히 발견된다. 대소변 기능, 안장 무감각(saddle anesthesia), 생식기 장애에 대한 평가가 반드시 수행

되어야 한다.

ASSESSMENT

i. 대부분의 lumbar spondylolisthesis를 가진 사람은 무증상이다. 증상이 발현된 경우는 무딘 느낌의 미만성 low back pain, 하지통증을 나타낸다. 환자들은 활동시 back pain이 발생하며, 누울 때 통증이 완화됨을 호소한다. 만약에 nerve가 pars interarticularis defect 있는 level의 lateral recess에서 압박될 경우 dermatomal distribution을 따라 하지에 무디고 저린(tingling) 느낌이 두드러지게 나타나게 된다. Spondylolysis는 유아기에 나타나는 back pain의 가장 흔한 원인 중 하나이다. 외상성이거나 스포츠 손상의 경우 때문으로 의심이 된다면 좀 더 구체적인 평가가 수행되어야 한다. 변실금이나 요실금, 근력저하, 성기능 장애에 대한 평가와 관련된 문진을 시행하여야 한다.

ii. Physical examination :

1. 시진(Inspection)을 통해서 lumbar lordosis의 증가, 자세변화, buttock의 flattening을 평가할 수 있다.
2. Spine에 대한 촉진(palpation)을 통해 midline tenderness를 유발될 수 있고, 어긋난 level의 위에서 spinous process가 깊어지는 것을 느낄 수 있다. 이러한 경우는 grade 3 이상에서 특징적으로 나타날 수 있다.
3. 운동범위(ROM)은 paraspinal spasm 때문에 lumbar spine의 굴곡(flexion) 제한이 있어 저하된다. 척추 주위근(paraspinals)들은 이환된 lumbar segment에서 형성된 shear stress를 막기 위해 긴장상태를 유지한다.
4. Lateral recess에서 nerve의 압박이 발생하여 2차적으로 국소 근력 저하와 감각 저하가 나타날 수 있다.
5. Dural tension sign은 보통 음성 소견을 보인다.

6. Hamstring contracture는 어린 아이에서 관찰될 수 있다.
7. Cauda equina syndrome이 의심되면 감각과 톤에 대한 직장검사(rectal exam)을 반드시 시행하여야 한다.
8. 보상적으로 pelvic rotation의 증가, hamstring tightness, lumbar lordosis의 증가가 나타나 보행분석에서 동요성 보행(waddling gait)이 관찰될 수 있다.

iii. Diagnostic tests :

1. 초기 검사로 단순 방사선검사가 적당하며, 검사에서 AP와 lateral flex-extension view를 반드시 포함하여야 한다. Standing과 supine lateral view 또한 translational instability를 평가하는데 매우 중요하다. Oblique view를 통해서 pars interarticular fracture를 더 잘 확인할 수 있다.
2. CT는 뼈의 병변을 관찰하는 검사로, MRI의 경우는 dural sac의 compression 같은 연부조직의 이상 여부를 확인하는 검사로 유용하다.
3. Bone scan과 SPECT(single-photon emission CT)는 acute와 chronic 병변을 감별하는데 사용될 수 있다.

iv. Treatment :

1. 일상생활 교정(Activity modification) : 상대적 휴식(relative rest)와 과도신전(hyperextension)의 회피
2. 약물치료(Medications) : NSAIDs, Acetamionphen, 돌발 통증(breakthrough pain)에 대한 단기간의 마약성 진통제. 방사통이 있는 경우는 단기간의 경구 스테로이드나 neuropathic agent를 고려해 볼 수 있음.
3. TLSO(Thoracolumbosacral) brace : 아동이나 젊은 성인의 acute spondylolysis에 적용, rigid antilordotic TLSO는 5~6개월간 사용하도록 제안됨.

4. 처치(Procedure) : Transforaminal 혹은 interlaminar epidural steroid injection은 방사통이 있는 경우 매우 유용함. Medial branch block은 facet에 의한 axial pain이 있는 경우 유용함.
5. 신경학적 결함이 있거나 cauda equina syndrome이 있는 경우는 수술적 상담을 고려

v. Rehabilitation program :
1. 목표 : 통증완화, core의 안정성 증대
2. 치료 장비 : 열치료(thermal treatment), 전기자극 치료(electrical stimulation), 요추견인 치료(lumbar traction).
3. 스트레칭 : hamstring과 quadriceps 스트레칭
4. 요추굴곡에 대한 spinal stabilizer 강화 운동 프로그램(hip flexors, abdominals, lumbar paraspinals).

POSTLAMINECTOMY PAIN

DEFINITION

수술 실패증후군(Failed back surgery syndrome)으로도 알려져 있으며, 한번 혹은 그 이상의 척추 수술 후에 양측 하지증상 동반 유무와 관계없이 지속적이고 반복적으로 발생하는 low back pain을 말한다. 요추 수술의 결과가 환자나 의사가 수술 전에 예상했던 부분과 맞지 않는 상태이다.

RISK FACTORS

i. Preoperative factors :
1. 환자관련 요인 : 대처능력 저하(poor coping strategies), 불안, 우울, 통증에 대한 과민, 건강 염려증, 소송, 산재(worker's compensation),

근막동통증후군(MPS)의 발현, 흡연, 당뇨, 그외 수술 후 회복을 저해하는 여러 요인들

2. 수술 관련요인 : 적절한 적응 환자의 선택, 재수술(4회 이상 재수술한 경우 spinal instability의 위험도가 약 50% 증가), 수술 방법의 선택

ii. 수술 중 관련요인 : 부적절한 lateral recess decompression, 수술 level의 잘못된 선택

iii. 수술 후 관련요인 : tethering effect로 인해 epidural fibrosis의 형성, 부족한 영양섭취, nerve root에 혈액공급 차단, 수술 부작용(신경손상, 감염, 혈종), progressive multisegmental spinal stenosis, cauda equina syndrome의 발생

ETIOLOGY

보통 postlaminectomy syndrome이 있는 환자가 경험하는 통증의 양상은 원래 있던 병소에 의해 나타났던 것과 동일하다. 다양한 postlaminectomy pain은 신경계에 일차 손상에 의해 생긴 neuropathic pain이다. Postlaminectomy 환자에서 수술 이전에 신경 손상을 일으킬 수 있는 spinal disorder를 가지고 있는 경우 neuropathic pain이 되돌아 올 수 있다. Back surgery 후에 지속될 수 있는 또 다른 양상의 통증은 nerve root의 염증성 과정 혹은 자극(irritation) 때문에 nerve의 dermatome이나 sensory distribution을 따라서 나타나는 radicular pain 이다. 먼저 nerve root irritation은 spinal disc bulging, herniation, annular tear로 발생한다. 최종적으로 neuropathic pain과 radicular pain은 신경 조직들의 central sensitization이나 pain receptor에 유해한 변화를 유발할 수 있다.

EPIDEMIOLOGY

i. 약 100만건 이상의 척추 수술이 시행된다. 그 중 postlaminectomy syndrome의 발생률은 수술 유형에 따라 달리 나타날 수 있지만 대략 11~40% 사이로 추산된다.

ASSESSMENT

i. History :

1. 문진은 통증의 위치와 양상, 정도, 완화(alleviating) 요인과 악화(aggravating) 요인에 대한 질문을 반드시 포함하여야 한다. Low back pain과 하지 중 통증의 위치를 확인하는 것은 감별 진단에 도움이 될 수 있다. 통증치료(약물, 비약물, 시술, 수술) 이전에 각각의 효능에 따라서 적용 순서를 정하고 평가해야 한다.

ii. Physical Examination :

1. 척추 신체 진찰에 중점을 두어 수술 상처, 자세, spine의 alignment, 보행, 균형 등에 대한 관찰을 반드시 시행하여야 한다. 척추 ROM 또한 평가되어야 한다.
2. SLRT, steated slump test, femoral stretch test와 같이 nerve root impingement sign을 확인할 수 있는 special test를 반드시 시행하여야 한다.
3. 기능평가(functional assessment)에는 보행 지속성, 운동제한, 일상생활 수행 제한, 감정 변화와 불안감 증상에 대한 평가를 포함하여야 한다.

iii. Diagnostic Tests :

1. X-ray : Segmental instability와 hardware migration을 평가하기 위해 standing/flexion/extension/lateral bending view를 진행하여야 한다.
2. CT : pseudarthrosis를 감별
3. MRI : discogenic pathology 혹은 foramen의 침해 가능성을 평가하기 위해 시행될 수 있다. 환자가 discitis, vertebral body의 osteomyelitis을 확인하거나, disc herniation 재발과 postoperative epidural fibrosis를 감별을 위해 조영제가 필요할 수도 있다. MRI를 통해 recurrent 혹은 residual pathology와 관련된 extensive epidural fibrosis에서 nerve root enhancement와 thickening을 확인할 수 있다.

4. 전기 진단학적 검사는 말초신경병증(peripheral neuropathy)과 산경근 병증(nerve root pathology)을 감별하기 위해 시행될 수 있다.

TREATMENT

i. 약물치료는 통증의 유형과 약물복용의 위험 대 이득 비율(risk to benefit ratio)에 따라 결정될 수 있다. 약물치료와 함께 열치료와 TENS 같은 치료 장비의 적용을 고려할 수 있다. Spinal stability를 증가시키고 muscle atrophy를 막기 위한 자가 운동 프로그램(home therapeutic exercise program)을 만들도록 물리치료를 시행할 수 있다.

ii. 시술적 중재술(Procedural intervention)은 MBB(medial branch block), RFA(Radiofrequency ablation), TFESI(transforaminal epidural steroid injection), adhesion에 대한 percutaneus epidural lysis, SCS(spinal cord stimulation)가 있다.

    1. ILESI(interlaminar epidural sterioid injection)는 일반적으로 잘 시행하지 않는데 저항소실 테크닉(loss of resistance technique)을 수행하기 어렵기 때문이다.

iii. Hardware migration, segmental instability, nerve root impingement 소견이 있으면 재수술을 고려해 볼 수 있다.

SACROILIAC JOINT DYSFUNCTION

DEFINITION

성인 sacroiliac joint는 C-shape이고, fibrous capsule로 둘러싸인 가장 큰 중심부 관절(axial joint)이며 진성 가동관절(true diarthrodial joint)이다. Complex multiaxial joint motion 때문에 triplanar shock absorber로써 기능을 한다.

Sacroiliac joint pain은 구조의 손상 혹은 SI joint의 biomechanic 때문에 자주 발생한다.

RISK FACTORS

i. Sacroiliitis의 가장 흔한 원인은 특발성(idiopathic)이다. 자동차 사고와 같은 누적 외상(cumulative trauma), 둔부 낙상, 염증성 질환(i.e., ankylosing spondylitis, Crohn's disease, sarcoidosis), osteoarthritis 의한 퇴행성 변화, 임신 등의 요인으로 갑자기 혹은 서서히 나타날 수 있다.
ii. Sacroiliac joint는 lumbar spinal fusiuon surgery 후에 퇴행될 위험이 높다.

PATHOPHYSIOLOGY

Sacroiliac joint는 진성 활막성(synovial), 가동(diarthrodial) 관절이다. Sacroiliac joint ligament와 주변 muscle(gluteus maximus, piriformis, biceps femoris, psoas muscle)들은 모두 관절 가동력(joint mobility)에 영향을 미치며 모든 면(all planes)에서 동작을 제한한다. Anterior sacroiliac joint는 L5에서 S2의 ventral rami에 의해 innervation 받는다. Posterior sacroiliac joint는 L4에서 S3 lateral branch의 dorsal rami에 의해 innervation 받는다.

EPIDEMIOLOGY

i. IASP(International Association of the Study of Pain) criteria에 따르면 S−I joint pain은 non-radicular low back pain의 10~26%와 관련이 있다.
   1. S−I joint region에 통증
   2. S−I joint provocaiton test에서 통증 유발됨.

ASSESSMENT

i. 문진 : 대부분의 환자들은 통증을 유발할만한 특별한 일이 없음에도 앉거나 계단을 오르내릴 때 S−I joint에 통증을 호소한다. 환자들의 S−I joint pain에 대한 묘사는 종종 sciatica와 혼동을 불러 일으킨다.

ii. Physical Examination

1. 신체 진찰은 하지의 다리 길이 차이나 비대칭이 없는지에 대한 시진(inspection)에서 시작하여야 한다. Fortin's sign이 나타날 수 있는데 PSIS에서 1 cm 이내로 inferior & medial 위치에 나타나는 tenderness 소견이다.
2. Sacroiliac provocation test : 검사 양성인 경우 특징적인 통증이 S-I joint에 반드시 나타나야 한다. 3개 혹은 그 이상 검사에서 양성 소견일 때 S-I joint를 통증유발 원인으로 진단하는 것이 민감도와 특이도를 높일 수 있는 방법이다.
   a. 견인(Distraction) : 환자는 supine 자세로 누워서 전완(forearm)을 low back 아래에 놓아 lumbar lordosis를 유지하고 lumbar spine을 지지하게 한다. 그 다음 베개를 환자의 무릎 아래에 놓는다. 검사자는 팔꿈치는 피고 팔은 교차한 상태로 환자의 양측 ASIS(anterior superior iliac spine)의 anterior & medial에 손을 대고 누른다.
   b. Gaenslen's test(1) : 환자는 supine 자세로 누워 이환(affected)된 측 하지를 검사 테이블 끝 경계에 놓이도록 한다. 이환되지 않은 하지는 신전 상태를 유지하고, 검사하려는 하지는 최대한 굴곡 상태를 유지한다. 검사자는 비환측 다리의 허벅지 전방에 한 손을 올려놓고 다른 한 손으로는 환측 무릎에 놓아 굴곡방향으로 힘을 가한다. 큰 압력으로 밀면 비환측의 신전된 다리가 테이블 위로 뜨게 된다.
   c. Gaenslen's test(2) : 검사자가 건측(nonsymptomatic)의 무릎을 90도까지 굽힌 상태로 고관절을 굴곡시킨다. 환자는 두 팔로 건측의 다리를 잡고 검사자는 골반을 안정화시킨 다음 하방 압력(downward force)을 환측에 가하여 과신전(hyperextended) 상태를 유지하게 한다.
   d. 후방 전단(Posterior shear, thigh thrust) : 환자는 supine 자세로

누워서 이환된 측의 골반을 90도 가량 굴곡시키고, 검사자는 반대측 ASIS를 눌러 골반을 안정화시킨다. 검사자는 환측의 굴곡된 무릎을 대퇴축을 따라 아래로 압력을 가해 누른다.

e. Patrick-FABER(Fexion, ABduction, External Rotation) : 환자는 supine 자세로 눕고, 검사자는 환자의 환측 발을 반대측 허벅지에 올린다. 검사자는 반대측 ASIS를 고정하여 골반을 안정화시킨다. 그 다음 검사자는 환자의 환측 대퇴를 아래 방향으로 힘을 가하며, 그 강도를 점진적으로 증가시켜 고관절을 굴곡(flexion), 외전(abduction), 외회전(external rotation) 시킨다.

f. 압박(compression) : 환자는 환측이 위로 가고 얼굴은 검사자를 향하도록 돌아 눕는다. 검사자는 대전자(greater trochanter)와 장골능(iliac crest)사이에서 외측 장골(lateral ilium)의 앞면을 압박한다.

3. S−I joint motion에 대해 보행 분석을 실시하여야 한다.

iii. Diagnostic Tests

1. Imaging

a. X-ray : AP sacrum X-ray, modified Ferguson view는 seronegative arthropathy를 진단하는데 도움이 된다.

b. Bone scan은 감염, 종양, 관절염에 대해 감별이 가능하다.

c. MRI는 연부조직의 변화, 감염, 종양, 관절염에 대해 감별이 가능하다.

d. 진단의 gold standard는 진단과 치료 목적을 동시에 가지는 S−I joint injection이다.

TREATMENT

i. S−I joint dysfunction에 대한 치료는 joint mechanic의 회복, 체간균형(trunk balance) 개선, 하지 근력의 증가를 포함한다.

ii. 진단과 치료 목적의 S−I joint injection

REHABILITATION PROGRAM

i. 치료 장비 : 온열/한랭 치료, 마사지, 전기자극 치료
ii. Iliotibial band, hip external rotator, hip flexor와 hamstring의 스트레칭
iii. Core 근육과 hip girdle의 강화 운동
iv. 자세 교육
v. S–I joints mobilization techniques
vi. 고관절 ROM의 향상

LUMBAR ILESI(Interlaminar Epidural Steroid Injection)

- Indication : 요추협착(Lumbar stenosis), 요추신경근병증(Lumbar radiculopathy), 요추추간판탈출(Lumbar disc herniation)
- Contraindication :
  i. 절대적 금기증(Absolute contraindication) :
    1. 환자의 거부 의사
    2. 국소 혹은 전신 감염상태
    3. Cauda equina syndrome
    4. 출혈의 위험성이 있는 응고장애로 적절한 치료를 받고 있지 않은 경우
    5. 약물이나 조영제 알러지
  ii. 상대적 금기증(Relative contraindication) :
    1. 면역억제 상태
    2. 임신
    3. 엎드려 누울수 없는 경우(특히 호흡부전이 유발되는 상태)
    4. 조절되지 않는 고혈압

5. 조절되지 않는 당뇨
6. 출혈 혹은 혈종 형성을 유발할 수 있는 항응고제(anticoagulation agent) 혹은 항혈전제(antiplatelet agent)를 복용중인 경우

- Functional anatomy :

i. 경막외 공간의 경계(Epidural space boundaries)

Anteriorly	Posterior longitudinal ligament, vertebral discs, and bodies
Posteriorly	Ligamentum flavum, capsule of facet joints, and laminae
Laterally	Pedicles and intervertebral foramina
Superiorly	Fusion of the spinal and periosteal layers of dura mater at the foramen magnum
Inferiorly	Sacrococcygeal membranes

ii. 요추 ILESI 시행시 맞닿게 되는 구조물의 순서

1. 피부(skin)
2. 피하조직(Subcutaneous tissue)
3. Ligamentum nuchae 혹은 supraspinous ligament
4. Interspinous ligament
5. Ligament flavum
6. Epidural space

- 추천 Needle : 18 혹은 20 G, 3½인치(혹은 더 긴) Tuohy needle
- 주입 약물 : Normal saline 3~4 mL, betamethasone 12 mg 혹은 dexamethasone 10 mg
- 조영제 양 : 2~4 mL
- 환자 자세 : C-arm table에 prone postion으로 위치
- C-arm 위치 : AP, lateral, 가끔 contralateral obluque view 사용

- Technique :
  i. Spinous process가 AP면에서 중심선에 배열되도록 C-ram을 회전시킨다. 그리고 C-arm을 caudal 방향으로 회전시켜 endplate가 두개의 선이 아닌 한개의 실선으로 보이도록 배열을 맞춘다.
  ii. Percutaneous spine procedure를 위한 antiseptic agent로 chlorhexidine를 선호하지만 povidone iodine, isopropyl alcohol 또한 시술 전 피부 소독에 사용할 수 있다.
  iii. Fluoroscopy로 적절한 interlaminar space를 찾아야 하는데, Needle이나 metal marker와 같이 radiopque한 물질을 사용하여 표시해 둔다. Marker로 사용하려면 멸균(sterile) marker를 사용하여야 한다.
  iv. 피부와 피하조직에 1% lidocaine을 25 혹은 27 G needle을 사용하여 3~5 mL을 사용 마취를 한다. 더 나은 마취 효과를 위해서 심부의 ligamentous structure 안에까지 마취 약물을 주입한다.
  v. C-arm에서 AP postion을 취하고 Tuohy needle을 mid-line approach를 통해 삽입한다. 원하는 level의 spinous process 사이에서 정중선에 needle tip을 두고 정중선을 따라 바로 진입할 수도 있고 환자가 통증을 느끼는 동측 방향으로 살짝 기울여 진입할 수도 있다.
  vi. Needle의 진입은 C-arm을 통해 정중선을 벗어나지 않는 것을 자주 확인하면서 천천히 시행한다.
  vii. Interspinous ligament까지 needle을 진입하는데, 이때 시술자에 따라 맞닿은 느낌을 가질 수 있다.
  viii. C-arm은 깊이를 확인할 수 있도록 lateral position으로 회전시킨다.
  ix. 시술자의 선호에 따라서 air나 saline을 사용한 저항감 소실을 느끼는 방법(loss of resistance technique)을 이용하여 epidural space의 진입 여부를 확인할 수 있다. Needle styleet은 제거하고 saline이나 air가 있는 주사기를 needle hub에 연결한다.

x. Needle은 날개를 잡아 안정화시키고 서서히 일정한 궤도로 진입을 한다. 주사 플런저(plunger)를 가볍게 눌러(tapping) 저항감의 소실("loss of resistance"를 확인한다. 저항감의 소실이 발생하면, "wet tap" 혹은 spinal cord injury를 예방하기 위해서 needle이 더 진입하는 것을 멈추어야만 한다. 환자가 극심한 통증이나 이상감각(paresthesia)을 호소할 경우에도 needle의 진입을 멈추어야 한다. 흡인(aspiration)에서 air, CSF(cerebrospianl fluid), blood에 대해 음성 소견임을 꼭 확인해야 한다.

xi. 혈관이나 CSF로 needle이 진입하지 않도록 흡인검사(aspiration)를 실시하여 음성(negative)임을 반드시 확인하여야 한다. Epidural space로 정상적으로 진입했는지 확인하기 위해서 확장된 관을 needle에 연결하고 0.5~2 mL 가량의 비이온성 조영제를 주입한다. C-arm의 lateral과 AP view를 통해 epidural space로 조영제가 퍼져나가는 것을 확인한다.

xii 디지털 감산조영술(Digital subtraction)은 vascular flow가 없음을 확인하기 위해서 사용될 수 있다.

xiii. 조영제가 epidural space로 주입된 것을 확인한 뒤에 corticosteroid와 마취제가 혼합된 약물을 천천히 주입한다.

xiv. Stylet을 needle에 재삽입한 뒤에 needle을 천천히 뺀다.

xv. 출혈이 있으면 needle 삽입 부위에 거즈를 놓고 압박을 가한다. Needle 삽입 부위에 소독을 하고 밴드를 붙인다.

xvi. 시술 후 부작용이 없는지 확인하기 위해 관찰을 한다. 환자에게 시술 후 주의 안내문을 제공한다.

- Complications :

i. 경미한 합병증으로는 자연적으로 조절되는 출혈이 있는데 이로 인하여 시술 후 통증이 발생할 수 있다.

ii. Needle trauma 때문에 시술 후 몇시간 동안 근육통이나 주사 부위에 작열통(burning)이 있을 수 있다.

iii. "Wet tap"(postdural puncture headache) 또한 가능한 합병증 중 하나인데, 환자의 두통은 누워있으면 좀 나아진다. 두통이 나아지지 않는 경우 blood patch를 적용해 볼 수 있다.

iv. Corticosteroid에 대해 이차성으로 시술 후 고혈당(hyperglycemia)이 나타날 수 있다. 당뇨 환자는 시술 후 식이나 인슐린 조절이 필요할 수 있기 때문에 이 같은 사항은 충분한 안내를 통해 인지하고 있어야 한다.

v. 좀 더 심한 부작용은 아래와 같다. :

    1. Epidural hematoma formation
    2. Arachnoiditis
    3. Intravascular injection—spinal cord ischemia
    4. Spinal cord injury
    5. Pneumothorax

- Example : AP(Figure 6.2) :

Figure 6.2 **Anteroposterior view.**

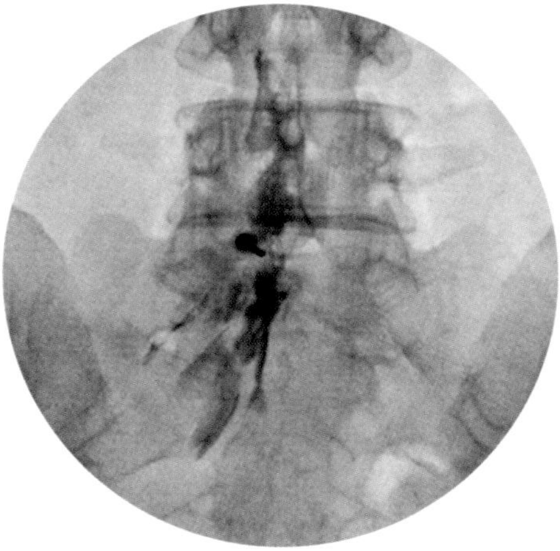

Sample Procedure Note

PREOPERATIVE DIAGNOSIS:	Lumbar radiculitis Lumbar spinal stenosis Low back pain
POSTOPERATIVE DIAGNOSIS:	Same
SURGEON:	_______
ASSISTANT:	_______
TITLE OF PROCEDURE: https://bcove.video/2jTfMgm	Lumbar epidural steroid injection under fluoroscopic guidance Lumbar epidurogram interpretation under fluoroscopy(Video 6.1)
ANESTHESIA:	Monitored anesthesia care
ESTIMATED BLOOD LOSS:	None
COMPLICATIONS:	None
DRAINS:	None
IV FLUID	200 mL lactated ringer

IV, intravenous.

Indications: _______-year-old _______ (male/female) complaining of low back pain that radiates to the lower extremity. Our plan is to perform a lumbar epidural steroid injection under fluoroscopic guidance today. The risks and benefits of _______ lumbar epidural steroid injection were discussed in detail. The patient understands and accepts that the risks include, but are not limited to, increase in pain, nerve injury, infection, bleeding, hematoma, paralysis, spinal headache, stroke, discitis, and death. Alternatives to nerve blocks, or noninterventional therapy, were discussed and informed consent obtained.

DESCRIPTION OF PROCEDURE

Intravenous access was established. The patient was escorted to the fluoroscopy suite and placed in the prone position. Noninvasive monitoring was applied. Universal Site and Side Protocol was followed and documented. Safe Injection and Infection Control Practices as recommended by the Center for Disease Control, including the use of a face mask, were strictly followed. The lumbar area is widely prepped using isopropyl alcohol per protocol, and sterile drapes applied. Time-out was performed. Using fluoroscopic guidance, the lumbar vertebral bodies were identified. Using a 25-gauge needle, a skin wheal was raised with 1% lidocaine. Under fluoroscopic guidance in the AP and lateral views, an 18-gauge modified winged Tuohy needle was placed at the ______ interspace. The Tuohy needle was carried down to the epidural space using intermittent loss of resistance technique with air to identify the epidural space. Once the epidural space was identified AP and lateral projections of the fluoroscope confirmed adequate needle placement. At this point, 2 mL of Omnipaque-240 contrast was injected under live fluoroscopic guidance outlining a positive epidurogram. There was no evidence of intrathecal or intravascular spread. After negative aspiration for heme and CSF, 40 mg of Kenalog with ______mL of .25% preservativefree bupivacaine was injected without complication. Once the procedure was completed, all needles were withdrawn from the patient intact. A bandage was applied to the puncture site. The patient tolerated this procedure well, there were no complications noted. The patient was discharged in hemodynamically and neurologically stable condition, with review of postprocedural instructions.

Plan: If the patient received 50% or greater improvement of their pain, we will repeat the procedure in 2 to 4 weeks' time. If today's injection does not alleviate the patient's pain by 50%, we will perform a diagnostic lumbar transforaminal epidural steroid injection fluoroscopic guidance in 2 to 3 weeks.

Attending Physician

LUMBAR TFESI(Transforaminal Epidural Steroid Injection)

- Indication : 요추신경병증(Lumbar radiculopathy), 요추신경추간공협착증(Lumbar neuroforaminal stenosis), 요추협착증(lumbar stenosis), 요추추간판탈출증(lumbar hernatied disks)
- Contraindications :
  - i. 절대적 금기증(Absolute contraindication) :
    1. 환자의 거부 의사
    2. 국소 혹은 전신감염
    3. Cauda equina syndrome
    4. 치료받지 않은 출혈 경향이 있는 응고장애
    5. 약물 혹은 조영제 알러지
  - ii. 상대적 금기증(Relative contraindications) :
    1. 면역억제 상태
    2. 임신
    3. 엎드려 누울 수 없는 경우(특히 호흡 부전을 유발할 수 있는 상태)
    4. 조절되지 않는 고혈압
    5. 조절되지 않는 당뇨
    6. 출혈 혹은 혈종 형성을 유발할 수 있는 항응고제(anticoagulation agent) 혹은 항혈전제(antiplatelet agent)를 복용 중인 경우
- 추천 needle : 22 혹은 25 G, 3½인치(혹은 더 긴) Quincke spinal needle
- 약물(Injectate) : 0.9% normal saline(혹은 0.25% bupivacaine) 2~3 mL과 betamethasone 12 mg(혹은 dexamethasone 8~10 mg)
- 조영제 양 : 2~4 mL
- 환자의 자세 : C-arm table에 prone position으로 누움
- C-arm 위치 : 동측(ipsilateral) oblique, latearl, AP

- Technique :
  i. Percutaneous spine procedure를 위한 antiseptic agent로 chlorhexidine를 선호하지만 povidone iodine, isopropyl alcohol 또한 시술 전 피부소독에 사용할 수 있다.
  ii. Fluoroscopy의 AP view에서 needle 혹은 metal marker와 같은 radiopaque 물건을 사용하여 정확한 lumbar level을 확인한다.
  iii. Fluoroscope을 꼬리쪽(caudad) 혹은 머리쪽(cephalad)로 기울여서 superior endplate의 정렬을 맞춘다.
  iv. 목표로 하는 neural foramen이 보일 때까지 동측(ipsilateral)으로 C-arm을 oblique하게 회전시킨다.
  v. 25 혹은 27 G needle을 사용하여 1% lidocaine 3~5 mL을 skin과 subcutaneous tissue에 주입하여 마취한다. 더 나은 마취 효과를 위해서 좀 더 깊은 ligamentous structure까지 주입한다.
  vi. Neural foramen의 superior lateral, anterior 측면으로 향하는지 때때로 fluoroscopy로 확인하면서 needle을 진입시킨다(Figure 6.3).
  vii. C-arm AP view를 통해서 needle이 pedicle의 6시 방향을 향해 진입하는 것을 확인한다.
  viii. 그 다음 lateral veiw 하에서 spinolaminar line까지 needle을 진행시킨다.
  ix. 다시 AP view로 돌아와서 needle에 확장 튜브(extension tubing)를 연결한다.
  x. 흡인 음성(Negative aspiration)을 확인한 후에 목표 target root의 윤곽을 보여주기 위해서 비이온성 조영제를 주입한다.
  xi. 디지털 공제술(Digital subtraction)은 vascular flow가 없음을 확인하는데 사용될 수 있다.
  xii. 조영제를 확인한 후에, corticosteroid와 마취약을 혼합한 약물을 서서히 주입한다.

Figure 6.3 **안전 삼각지역(Safe triangle) – Lumbar TFESI 목표 구조물.**

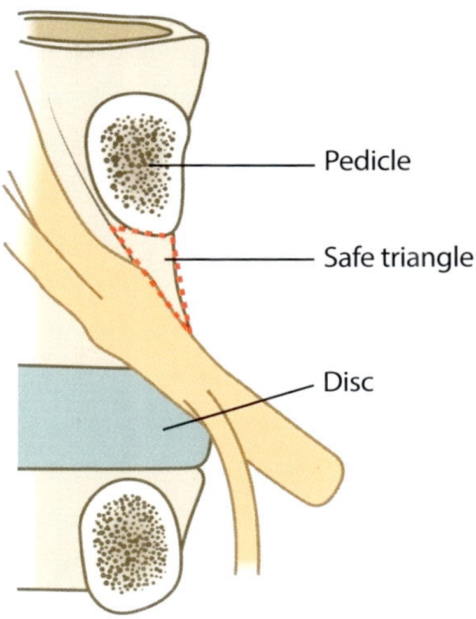

xiii. Stylet을 needle에 다시 삽입한 뒤에, needle을 천천히 빼내어 제거한다.

xiv. 출혈이 있는 경우 needle 삽입 위치에 거즈를 놓고 압박을 가한다. Needle 삽입 부위에 소독을 하거나 밴드를 붙인다.

xv. 시술 후 부작용이 없는지 확인하기 위해서 일정시간 환자를 관찰한다. 환자에게 시술 후 주의사항에 대한 안내문을 제공한다.

- Complications :
  i. 경미한 합병증은 자발적으로 멈추는 출혈인데 시술 후 통증을 유발할 수 있다.
  ii. 환자들은 종종 needle trauma 때문에 주사치료 후 몇 시간동안 근육통(myalgia) 혹은 작열감(burning)을 호소할 수 있다.
  iii. "Wet tap"으로 알려진 postdural puncture headache는 또 다른 합병증 중

하나이며, 누워있으면 두통이 호전되는 경과를 보인다. 두통이 잘 개선되지 않으면 blood patch 적용을 고려할 수 있다.

iv. Corticosteroid에 대해 이차성으로 시술 후 고혈당(hyperglycemia)이 나타날 수 있다. 당뇨 환자는 시술 후 식이나 인슐린 조절이 필요할 수 있기 때문에 이 같은 사항은 충분한 안내를 통해 인지하고 있어야 한다.

v. 좀 더 심각한 합병증은 아래와 같다. :

1. Epidural hematoma formation
2. Arachnoiditis
3. Intravascular injection-spinal cord ischemia
4. Spinal cord injury
5. Pneumothorax

- 예시 : AP view(Figure 6.4와 6.6) 그리고 lateral view(Figure 6.5)

Figure 6.4 **S1 TFESI에서 조영제에 의한 S1 nerve root의 윤곽과 경막외 확산 모습.**

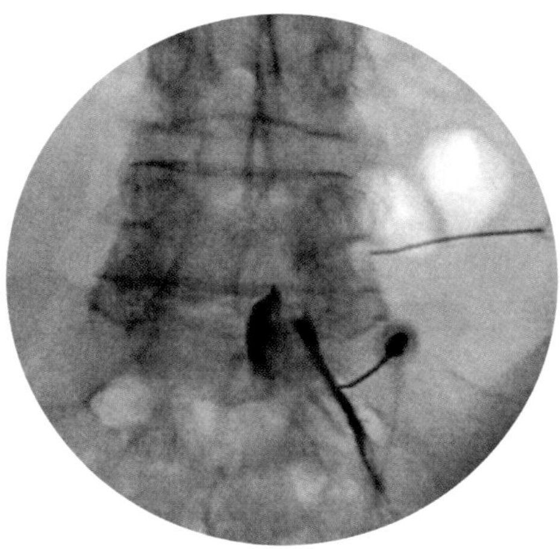

Figure 6.5 **L5와 S1 TFESI에 대한 lateral view.**

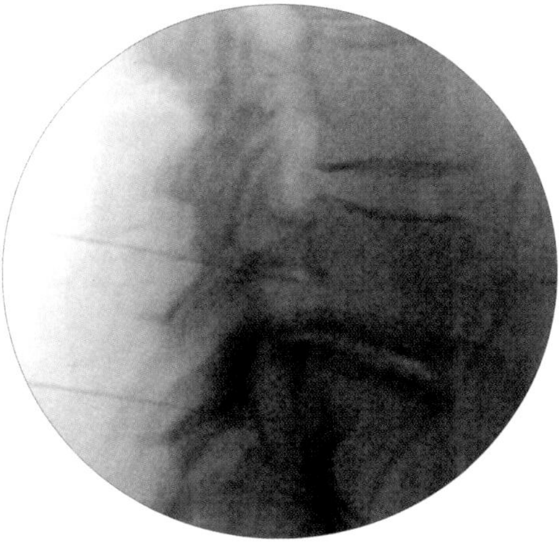

Figure 6.6 **L5와 S1 lumbar TFESI의 조영제 확산 모습.**

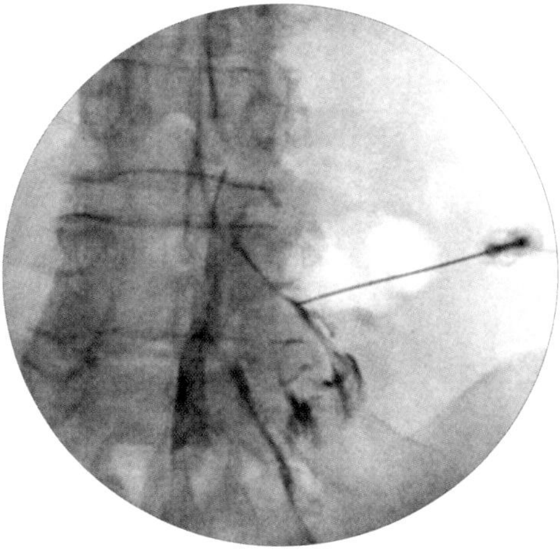

Sample Procedure Note

PREOPERATIVE DIAGNOSIS:	Lumbar radiculitis Lumbar spinal stenosis Low back pain
POSTOPERATIVE DIAGNOSIS:	Same
SURGEON:	______
ASSISTANT:	______
TITLE OF PROCEDURE: https://bcove.video/2lj4UqP https://bcove.video/2lj5HIj	Diagnostic ______ lumbar transforaminal epidural steroid injection under fluoroscopic guidance with lumbar epidurogram interpretation under fluoroscopy (Videos 6.2 and 6.3)
ANESTHESIA:	Monitored anesthesia care
ESTIMATED BLOOD LOSS:	None
COMPLICATIONS:	None
DRAINS:	None
IV FLUID	200 mL lactated ringer

IV, intravenous.

Indications: ______–year–old ______ (male/female) complaining of low back pain that radiates to the lower extremity. Our plan is to perform a lumbar transforaminal epidural steroid injection under fluoroscopic guidance today. The risks and benefits of ______ a lumbar transforaminal epidural steroid injection were discussed in detail. The patient understands and accepts that the risks include, but are not limited to, increase in pain, nerve injury, infection, bleeding, hematoma, paralysis, spinal headache, stroke, discitis, and death. Alternatives to nerve blocks, or noninterventional therapy, were discussed and informed consent obtained.

DESCRIPTION OF PROCEDURE

Intravenous access was established. The patient was escorted to the fluoroscopy suite and placed in the prone position. Noninvasive monitoring was applied. Universal Site and Side Protocol was followed and documented. Safe Injection and Infection Control Practices as recommended by the Center for Disease Control, including the use of a face mask, were strictly followed. The lumbar area is widely prepped using isopropyl alcohol per protocol, and sterile drapes applied. Time-out was performed. Using fluoroscopic guidance, the lumbar vertebral bodies were identified. Using a 25-gauge needle, a skin wheal was raised with 1% lidocaine. The fluoroscope was obliqued 20 degrees to the _______ with a cephalocaudal tilt to align the vertebral endplates and outline the landmark of the Scotty dog. A 22-gauge 5-inch curved Quincke spinal needle was placed at the 6 o'clock position of the Scotty dog at the _______ vertebral body. Each needle was independently carried down to the neural foramen under fluoroscopic guidance. Once the neural foramen was entered, AP and lateral projections of the fluoroscope confirmed adequate needle placement. At this time, 2 mL of Omnipaque-240 contrast was injected under live fluoroscopic guidance through a T-Connector extension tubing outlining a positive neurogram and an epidurogram. There was no evidence of intrathecal or intravascular spread. After negative aspiration for heme and CSF, _______mg of _______ with 1 mL of .25% preservativefree bupivacaine was injected without complication. Once the procedure was completed, all needles were withdrawn from the patient intact. A bandage was applied to the puncture site. The patient tolerated this procedure well, there were no complications noted. The patient was discharged in hemodynamically and neurologically stable condition, with review of postprocedural instructions.

Plan: If the patient received 50% or greater improvement of their pain, we will repeat the procedure in 2 to 4 weeks' time. If today's injection does not alleviate the patient's pain by 50%, we will perform a diagnostic lumbar medial branch block under fluoroscopic guidance in 2 to 3 weeks.

____

Attending Physician

CAUDAL EPIDURAL STEROID INJECTION

- Indication : 요추신경병증(Lumbar radiculopathy), 요추협착증(Lumbar stenosis), 요추추간판탈출증(Lumbar herniated disks), 요추후궁절제술(Lumbar laminectomy) 혹은 fusion 과거력
- Contraindications :
  - i. 절대적 금기증(Absolute contraindications) :
    1. 환자의 거부 의사
    2. 국소 혹은 전신감염
    3. Cauda equina syndrome
    4. 치료 받지 않은 출혈 경향이 있는 응고장애
    5. 약물 혹은 조영제 알러지
  - ii. 상대적 금기증(Relative contraindications) :
    1. 면역억제 상태
    2. 임신
    3. 엎드려 누울 수 없는 경우(특히 호흡 부전을 유발할 수 있는 상태)
    4. 조절되지 않는 고혈압
    5. 조절되지 않는 당뇨
    6. 출혈 혹은 혈종 형성을 유발할 수 있는 항응고제(anticoagulation agent) 혹은 항혈전제(antiplatelet agent)를 복용 중인 경우
- 추천 needle : 22 혹은 25 G, 3½인치(혹은 더 긴) Quincke spinal needle
- 약물(Injectate) : 0.9% normal saline 4~5 mL, 1% lidocaine(혹은 0.25% bupivacaine) 3 mL과 betamethasone 12 mg(혹은 triamcinolone 80mg)을 혼합
- 조영제 양 : 2~4 mL
- 환자 자세 : C-arm table에 prone 자세로 누움
- C-arm 위치 : lateral과 AP view

- Technique :
    - i. Percutaneous spine procedure를 위한 antiseptic agent로 chlorhexidine를 선호하지만 povidone iodine, isopropyl alcohol 또한 시술 전 피부소독에 사용할 수 있다.
    - ii. C-arm을 lateral position으로 회전시킨다.
    - iii. 촉진을 하고 lateral fluoroscopy를 통해 sacral hiatus를 확인한다.
    - iv. 25 혹은 27 G needle을 사용하여 1% lidocaine 3~5 mL을 skin과 subcutaneous tissue에 주입하여 마취한다. 더 나은 마취 효과를 위해서 좀 더 깊은 ligamentous structure까지 주입한다.
    - v. Quincke spinal needle을 마취가 된 피부 표면에서 sacrum을 향해 30도 각도로 삽입한다.
    - vi. Needle을 sacral hiatus로 진입하고 S2 분절 아래까지 sacrum에 평행하게 needle을 진행한다.
    - vii. 흡인 음성소견을 통해 혈관 혹은 CSF로 needle이 위치하지 않았음을 반드시 확인하여야 한다. 확장 튜브를 needle에 연결하고 fluoroscopy 하에서 비이온성 조영제를 0.2~2 mL 주입한다. Lateral view와 AP view 둘 다 시행하고 조영제가 epidural space로 퍼지는 것을 확인하여 needle이 정상적으로 epidural space로 진입했음을 인지할 수 있다.
    - viii. 디지털 공제술(Digital subtraction)은 vascular flow가 없음을 확인하는데 사용될 수 있다.
    - ix. 조영제를 통해서 needle이 epidural space에 진입이 확인되면, corticosteroid와 마취약 혼합 약물을 서서히 주입한다.
    - x. Stylet을 needle에 다시 삽입한 뒤에, needle을 천천히 빼내어 제거한다.
    - xi. 출혈이 있는 경우 needle 삽입 위치에 거즈를 놓고 압박을 가한다. Needle 삽입 부위에 소독을 하거나 밴드를 붙인다.
    - xii. 시술 후 부작용이 없는지 확인하기 위해서 일정시간 환자를 관찰한다.

- 합병증(Complications)
  i. 경미한 합병증은 자발적으로 멈추는 출혈인데 시술 후 통증을 유발할 수 있다.
  ii. 환자들은 종종 needle trauma 때문에 주사 치료 후 몇 시간동안 근육통(myalgia) 혹은 작열감(burning)을 호소할 수 있다.
  iii. "Wet tap"으로 알려진 postdural puncture headache는 또 다른 합병증 중 하나이며, 누워 있으면 두통이 호전되는 경과를 보인다. 두통이 잘 개선 되지 않으면 blood patch 적용을 고려할 수 있다.
  iv. Corticosteroid에 대해 이차성으로 시술 후 고혈당(hyperglycemia)이 나타날 수 있다. 당뇨 환자는 시술 후 식이나 인슐린 조절이 필요할 수 있기 때문에 이 같은 사항은 충분한 안내를 통해 인지하고 있어야 한다.
  v. 좀 더 심각한 합병증은 아래와 같다. :
    1. 다량의 약물이 주입되므로 인해 epidural space가 좁아져 cauda equina syndrome이 발생할 수 있다.
    2. Epidural hematoma 생성
    3. Arachnoiditis
    4. Intravascular injection-spinal cord ischemia
    5. Spinal cord injury
    6. Pneumothorax
    7. Epidural lipomatosis의 악화
- 예시(Figure 6.7과 6.8) :

Figure 6.7 **Lateral view로 sacrococcygeal ligament와 membrane을 needle이 가로 질러 통과한 모습.**

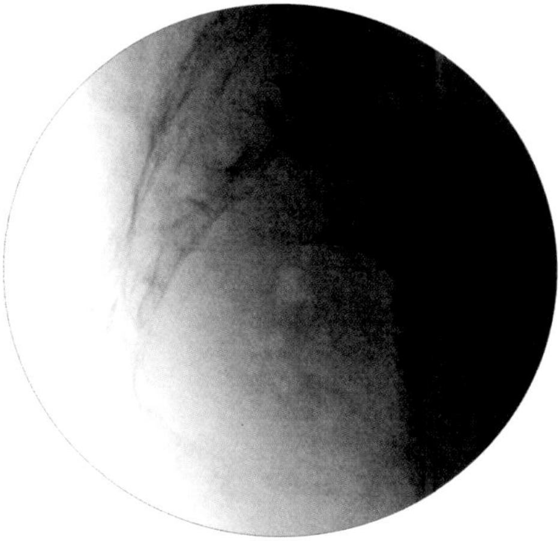

Figure 6.8 **AP view로 epidural로 조영제가 확산 되며 우측 S1 nerve root 윤곽이 보이는 모습.**

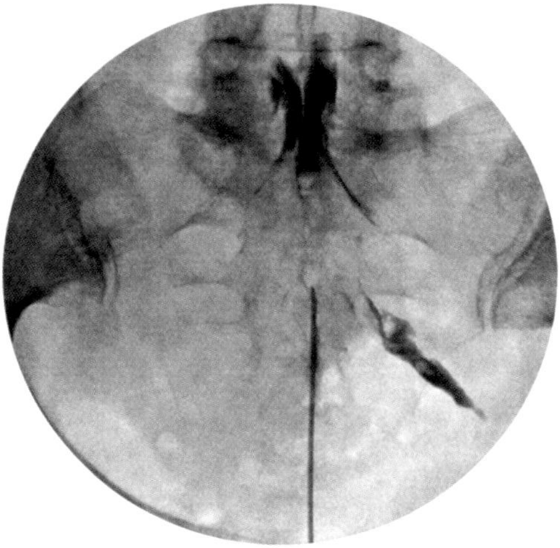

Sample Procedure Note

PREOPERATIVE DIAGNOSIS:	Lumbar radiculitis Lumbar disc displacement Low back pain
POSTOPERATIVE DIAGNOSIS:	Same
SURGEON:	______
ASSISTANT:	______
TITLE OF PROCEDURE: https://bcove.video/2rGPbYt	Caudal epidural steroid injection under fluoroscopic guidance Lumbar epidurogram interpretation under fluoroscopy(**Videos 6.4**)
ANESTHESIA:	Monitored anesthesia care
ESTIMATED BLOOD LOSS:	None
COMPLICATIONS:	None
DRAINS:	None
IV Fluid	200 mL lactated ringer

IV, intravenous.

Indications: ______ year-old ______ (male/female) complaining of low back pain that radiates to the lower extremity. Our plan is to perform a caudal epidural steroid injection under fluoroscopic guidance today. The risks and benefits of a caudal epidural steroid injection were discussed in detail. The patient understands and accepts that the risks include but are not limited to, increase in pain, nerve injury, infection, bleeding, hematoma, paralysis, spinal headache, stroke, discitis, and death. Alternatives to nerve blocks, or noninterventional therapy, were discussed and informed consent obtained.

DESCRIPTION OF PROCEDURE

Intravenous access was established. The patient was escorted to the fluoroscopy suite and placed in the prone position. Noninvasive monitoring was applied. Universal Site and Side Protocol was followed and documented. Safe Injection and Infection Control Practices as recommended by the Center for Disease Control, including the use of a face mask, were strictly followed. The lumbo sacral area and buttock is widely prepped using isopropyl alcohol per protocol, and sterile drapes applied. Time-out was performed. Using fluoroscopic guidance the caudal canal was easily identified. Using a 25-gauge needle, a skin wheal was raised with 1% lidocaine. Under fluoroscopic guidance in the AP and lateral views, an 18-gauge modified winged Tuohy needle was placed into the caudal canal without difficulty. Once the caudal canal was entered, AP and lateral projections of the fluoroscope confirmed adequate needle placement. At this point, 2 mL of Omnipaque-240 contrast was injected under live fluoroscopic guidance outlining a positive epidurogram. There was no evidence of intrathecal or intravascular spread. After negative aspiration for heme and CSF, 40 mg of triamcinolone with ______mL of 0.25% preservative-free bupivacaine was injected without complication. Once the procedure was completed, all needles were withdrawn from the patient intact. A bandage was applied to the puncture site. The patient tolerated this procedure well, there were no complications noted. The patient was discharged in hemodynamically and neurologically stable condition, with review of postprocedural instructions.

plan: If the patient received 50% or greater improvement of their pain, we will repeat the procedure in 2 to 4 weeks' time. If today's injection does not alleviate the patient's pain by 50%, we will perform a diagnostic lumbar transforaminal epidural steroid injection fluoroscopic guidance in 2 to 3 weeks.

____

Attending Physician

LUMBAR MEDIAL BRANCH BLOCK

- Indication : 요추추관절병증(Lumbar facet arthropathy), 요추증(lumbar spondylosis), 요추 분리증(lumbar spondylolysis)
- Contraindication :
    - i. 절대적 금기증(Absolute contraindications) :
        1. 환자의 거부 의사
        2. 국소 혹은 전신감염
        3. Cauda equina syndrome
        4. 치료받지 않은 출혈 경향이 있는 응고장애
        5. 약물 혹은 조영제 알러지
    - ii. 상대적 금기증(Relative contraindications) :
        1. 면역억제 상태
        2. 임신
        3. 엎드려 누울 수 없는 경우(특히 호흡 부전을 유발할 수 있는 상태)
        4. 조절되지 않는 고혈압
        5. 조절되지 않는 당뇨
        6. 출혈 혹은 혈종 형성을 유발할 수 있는 항응고제(anticoagulation agent) 혹은 항혈전제(antiplatelet agent)를 복용 중인 경우
- 추천 needle : 22 혹은 25 G, 3½인치(혹은 더 긴) Quincke spinal needle.
- 주입약물(Injectate) : MBB site당 1% lidocaine(혹은 0.25~0.75 bupivacaine) 0.5 mL
- 조영제 양 : 0.5 mL까지 사용
- C-arm 위치 : AP, 동측 oblique, lateral view
- Technique :
    - i. Percutaneous spine procedure를 위한 antiseptic agent로 chlorhexidine

를 선호하지만 povidone iodine, isopropyl alcohol 또한 시술 전 피부소독에 사용할 수 있다.

ii. C-arm의 AP view를 이용하여 목표 level을 확인한다.

iii. 꼬리쪽(caudad) 혹은 머리쪽(cephalad)로 fluoroscopy를 기울여 endplate의 정렬을 맞춘다.

iv. 그 다음 C-arm을 동측으로 oblique하게 회전시켜 pedicle로 잘 알려진 scotty dog의 eye를 잘 보이게 한다. L1L4 medial branch의 목표점은 좌측 pedicle의 11시 방향 혹은 우측 pedicle의 2시 방향이다. Superior articular process와 transverse process의 경계에 medial brance가 위치해 있다. 만약 L5/S1 facet을 목표로 한다면, 목표는 L5의 dorsal ramus가 놓인 sacral ala이다. 이는 sacral ala와 S1 superior articular process의 base가 만나는 경계이다.

v. 25 혹은 27 G needle을 사용하여 1% lidocaine 3~5 mL를 skin과 subcutaneous tissue에 주입하여 마취한다. Medial branch block을 위해서 needle이 삽입되는 궤도를 따라 마취를 함께 시행한다. 더 나은 마취 효과를 위해서 좀 더 깊은 ligamentous structure까지 주입한다.

vi. Block 할 level을 확인한 뒤에, 22 혹은 25 G 2~3인치 spinal needle을 사용하여 피부에 삽입한다.

vii. Spinal needle을 진행시키면서 때때로 fluoroscopy로 위치를 확인한다. Needle이 bone에 닿는 느낌이 나면 살짝 뒤로 빼서 궤도를 좀 더 외측으로 놓아 medial branch가 있는 가장 깊은 오목한 위치까지 진입한다. Needle point는 articular process의 lateral margin가 되도록 해야 한다.

viii. 흡인 음압을 확인한 뒤에 마취 약물 혼합제를 주입한다. 조영제는 확인 차원에서 사용될 수도 있다.

ix. 진단적 차단술(diagnostic block) 30분에서 1시간 후에 환자에게 원래 가지고 있던 통증이 경감 되었는지 반드시 평가해야 한다. 환자는 진짜 효과가 있는지 알아보기 위해 시술 후에 그들의 일상 생활을 변경하지 않도록 해야한다. 진단적 차단술 양성 소견은 시행 후 적어도 50%의 통증 감소가 있는 경우이다. 만약 첫 차단술이 효과적이라면 MBB는 적어도 한번 더 시행해서 통증의 경감이 나타나는지 확인한다. 성공적이라면 이후 재발에 RF(radiofrequency) 시술을 고려해 볼 수 있다.

x. 합병증(complications) :

1. 치료된 spinal nerve의 일시적인 neuritis와 작열감(burning sensation)
2. Dural puncture
3. Spinal cord trauma
4. Spinal anesthesia
5. Meningitis, neural trauma
6. Pneumothorax
7. Facet capsule rupture
8. Hematoma formation

Sample Procedure Note

PREOPERATIVE DIAGNOSIS:	Lumbar spondylosis Lumbar disc displacement Low back pain
POSTOPERATIVE DIAGNOSIS:	Same
SURGEON:	______
ASSISTANT:	______
TITLE OF PROCEDURE:	Diagnostic ______ lumbar medial branch block under fluoroscopic guidance(Videos 6.5, 6.6, 6.7)
https://bcove.video/2lkZEik	

https://bcove.video/2Kip1Ss

https://bcove.video/2IeGX3X

ANESTHESIA:	Monitored anesthesia care
ESTIMATED BLOOD LOSS:	None
COMPLICATIONS:	None
DRAINS:	None
IV FLUID	200 mL lactated ringer

IV, intravenous.

Indications: ______-year-old ______ (male/female) complaining of low back pain with reproducible facet tenderness to palpation. The pain does not radiate to the lower extremity. Our plan is to perform a diagnostic lumbar medial branch block under fluoroscopic guidance today. The risks and benefits of ______ median branch nerve blocks were discussed in detail. The patient understands and accepts that the risks include, but are not limited to, increase in pain, nerve injury, infection, bleeding, hematoma, paralysis, spinal headache, stroke, discitis, and death. Alternatives to nerve blocks, or noninterventional therapy, were discussed and informed consent obtained.

DESCRIPTION OF PROCEDURE

Intravenous access was established. The patient was escorted to the fluoroscopy suite and placed in the prone position. Noninvasive monitoring was applied. Universal Site and Side Protocol was followed and documented. Safe Injection and Infection Control Practices as recommended by the Center for Disease Control, including the use of a face mask, were strictly followed. The lumbar area is widely prepped using isopropyl alcohol per protocol, and sterile drapes applied. Time-out was performed.

The fluoroscope was obliqued 20 degrees to the ______ with a cephalocaudad tilt to identify the landmark of the Scotty dog. Using a 25−gauge needle, a skin wheal was raised with 1% lidocaine. Under fluoroscopic guidance, a 22-gauge 3.5-inch curved Quincke spinal needle was advanced into the eye of the pedicle of the ______ vertebral body. AP and lateral projections of the fluoroscope confirmed adequate needle placement. Needle placement was then confirmed using. 2 mL of Omnipaque-240 contrast at each level. There was no evidence of intrathecal, epidural, or intravascular spread. After negative aspiration for heme and CSF, a total volume of .5 mL of .75% bupivacaine was injected through the needle at each level to block the corresponding medial branch nerve. Once the procedure was completed, all needles were withdrawn from the patient intact. A bandage was applied to the puncture site. The patient tolerated this sequence well, there were no complications noted. The patient was discharged in hemodynamically and neurologically stable condition, with review of postprocedural instructions. The patient was given a pain diary with usage instructions. We will review the patients' pain diary in consideration for a possible corresponding lumbar medial branch radiofrequency thermal coagulation.

____

Attending Physician

- 예시(Figure 6.9, 6.10, 6.11) :

Figure 6.9 **요추 MBB에 대해 조영제를 사용한 AP view.**

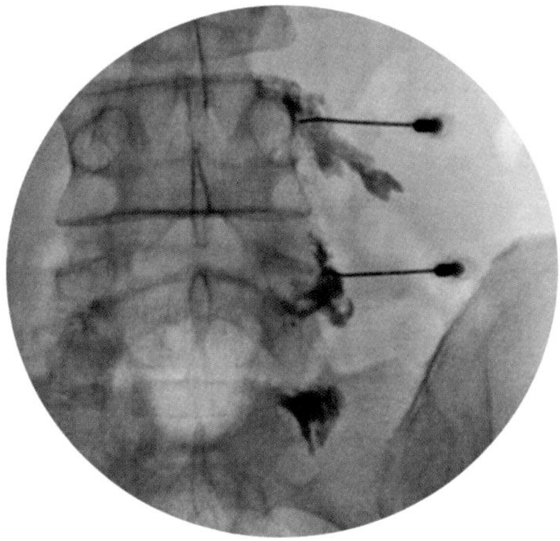

Figure 6.10 **요추 MBB의 lateral view.**

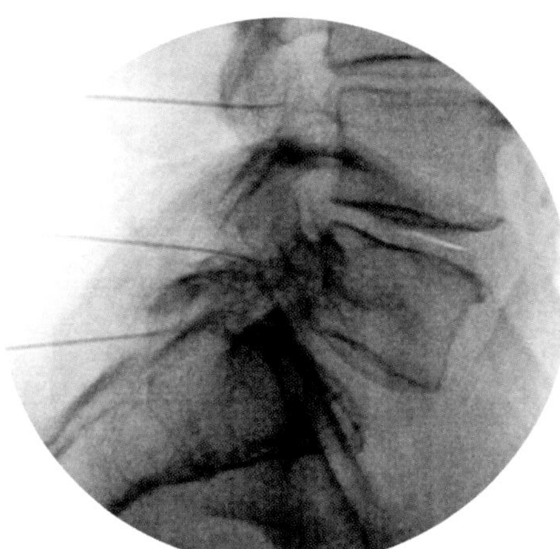

Figure 6.11 **Intra-articular facet joint injection.**

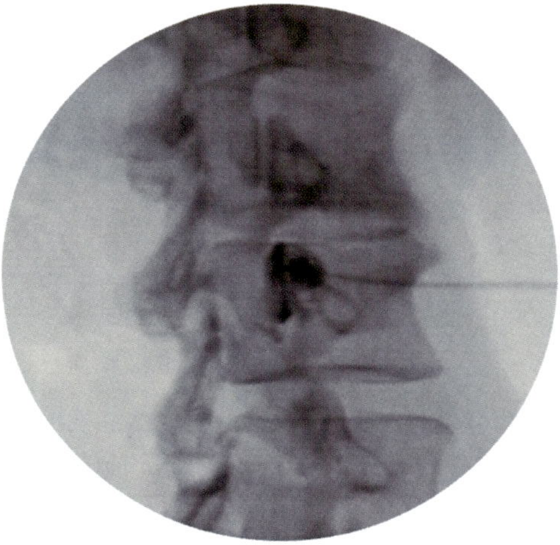

SACROILIAC JOINT INJECTION

- Indication : 천골통증(sacroiliac pain), 천골인대통증(sacrococcygeal ligament pain)
- Contraindication :
  - i. 절대적 금기증(Absolute contraindications) :
    1. 환자의 거부 의사
    2. 국소 혹은 전신감염
    3. Cauda equina syndrome
    4. 치료받지 않은 출혈 경향이 있는 응고장애
    5. 약물 혹은 조영제 알러지

ii. 상대적 금기증(Relative contraindications) :
   1. 면역억제 상태
   2. 임신
   3. 엎드려 누울 수 없는 경우(특히 호흡 부전을 유발할 수 있는 상태)
   4. 조절되지 않는 고혈압
   5. 조절되지 않는 당뇨
   6. 출혈 혹은 혈종 형성을 유발할 수 있는 항응고제(anticoagulation agent) 혹은 항혈전제(antiplatelet agent)를 복용 중인 경우

- 추천 needle : 22 혹은 25 G, 3½인치(혹은 더 긴) Quincke spinal needle
- 주입약물(injectate): 1% lidocaine 1 mL과 triamcinolone 40 mg 혹은 betamethasone 12 mg
- 조영제 양 : 0.25~0.5 mL
- 환자 자세 : C-arm table에 prone position으로 누움.
- C-arm 위치 : 반대측 olique와 lateral
- Technique :

i. Percutaneous spine procedure를 위한 antiseptic agent로 chlorhexidine를 선호하지만 povidone iodine, isopropyl alcohol 또한 시술 전 피부 소독에 사용할 수 있다.

ii. 반대측으로 C-arm을 olique하게 회전시켜 sacroiliac joint의 anterior와 posterior surface가 노출될 수 있게 view를 잡는다.

iii. 1% lidocaine을 25 G needle을 사용하여 needle이 삽입될 위치에 피부를 마취한다.

iv. 목표 영역의 마취된 피부에 spinal needle을 삽입 후 목표영역(확인된 S–I joint의 아래측 1/3지점)으로 진입한다. Sacroiliac ligament를 통과하면 "pop"하는 느낌이 날 수 있다.

v. Stylet을 제거한고 확장 튜브를 연결한다. 조영제를 live fluoroscopy 하에서 주입하여 혈관내로 퍼지지 않는지 확인한다.

vi. Arthrogram으로 확인 한 후에 steroid 혼합 약제를 주입한다.

vii. Stylet을 needle에 다시 삽입한 뒤에, needle을 천천히 빼내어 제거한다.

viii. 출혈이 있는 경우 needle 삽입 위치에 거즈를 놓고 압박을 가한다. Needle 삽입 부위에 소독을 하거나 밴드를 붙인다.

ix. 시술 후 부작용이 없는지 확인하기 위해서 일정시간 환자를 관찰한다. 환자에게 시술 후 주의사항에 대한 안내문을 제공한다.

Sample Procedure Note

PREOPERATIVE DIAGNOSIS:	Sacroiliitis Low back pain
POSTOPERATIVE DIAGNOSIS:	Same
SURGEON:	______
ASSISTANT:	______
TITLE OF PROCEDURE: https://bcove.video/2lkzJHJ	______ Sacroiliac joint injection under fluoroscopic guidance (Video 6.8)
ANESTHESIA:	Monitored anesthesia care
ESTIMATED BLOOD LOSS:	None
COMPLICATIONS:	None
DRAINS:	None
IV FLUID	200 mL lactated ringer

IV, intravenous.

Indications: ______-year-old ______ (male/female) complaining of pain over the sacroiliac joint. Our plan is to perform a sacroiliac joint injection under fluoroscopic guidance today. The risks and benefits of ______ sacroiliac joint injection were discussed in detail. The patient understands and accepts that the risks include, but are not limited to, increase in pain, nerve injury, infection, bleeding, hematoma, paralysis, spinal headache, stroke, discitis, and death. Alternatives to nerve blocks, or noninterventional therapy, were discussed and informed consent obtained.

DESCRIPTION OF PROCEDURE

Intravenous access was established. The patient was escorted to the fluoroscopy suite and placed in the prone position. Noninvasive monitoring was applied. Universal Site and Side Protocol was followed and documented. Safe Injection and Infection Control Practices as recommended by the Center for Disease Control, including the use of a face mask, were strictly followed. The sacroiliac joint and low back area is widely prepped using isopropyl alcohol per protocol, and sterile drapes applied. Timeout was performed. With the fluoroscope oblique 20 degrees the sacroiliac joint was easily identified. Using a 25-gauge needle, a skin wheal was raised with 1% lidocaine. Under fluoroscopic guidance in the oblique and lateral views, a 22-gauge 3.5-inch curved spinal needle was placed into the SI joint on the ______. At this point, 2 mL Omnipaque-240 contrast was injected under live fluoroscopic guidance outlining a positive arthrogram. There was no evidence of intrathecal or intravascular spread. After negative aspiration for heme and CSF, 40 mg of Kenalog was injected with ______ mL of preservative-free ______ marcaine without complication. Once the procedure was completed, all needles were withdrawn from the patient intact. A bandage was applied to the puncture site. The patient tolerated this procedure well, there were no complications noted. The patient was discharged in hemodynamically and neurologically stable condition, with review of postprocedural instructions.

Plan: If the patient received 50% or greater improvement of their pain, we will repeat the procedure in 2 to 4 weeks' time. If today's injection does not alleviate the patient's pain by 50%, we will perform a diagnostic lumbar medial branch block under fluoroscopic guidance in 2 to 3 weeks.

Attending Physician

- 예시(Figure 6.12, 6.13, 6.14)

Figure 6.12 **Intra-articular sacroiliac joint injection의 AP view.**

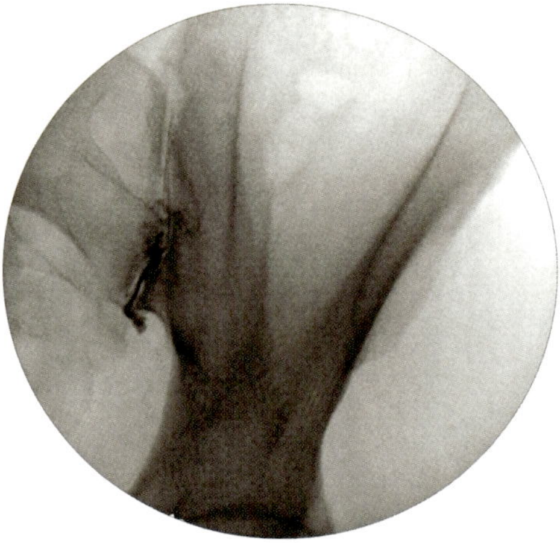

Figure 6.13 **Intra-articular joint injection의 AP view, 조영제가 S-I joint의 anterior와 posterior portion으로 확산된 모습.**

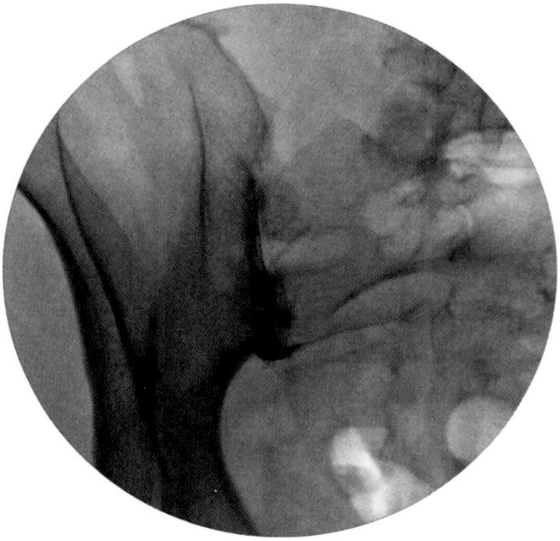

Figure 6.14 **Intra-articular joint injection의 AP view.**

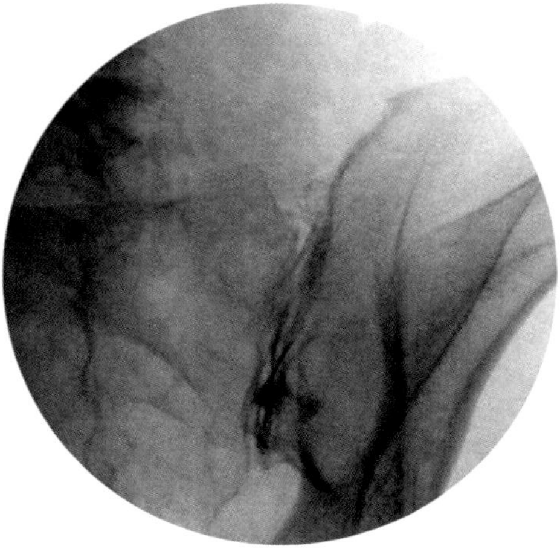

PROCEDURES AND ASSOCIATED CPT CODES	
PROCEDURES	
Lumbar interlaminar epidural or caudal epidural steroid injection	62323
Lumbar transforaminal first level Lumbar transforaminal additional level	64483 64484
Lumbar medial branch block or intra-articular facet joint injection first level	64493
Lumbar medial branch block or intra-articular facet joint injection second level	64494
Lumbar medial branch block or intra-articular facet joint injection third level	64495
Bilateral modifier	50
RFA—first lumbar level RFA additional levels	64635 64636
Sacroiliac joint injection with fluoroscopy	27096
Sacroiliac joint RFA RF of L5 dorsal ramus RF of S1 lateral branches RF of S2 lateral branches RF of S3 lateral branch	 64635 64640 64640 64640
INJECTABLES	**J-codes**
Low osmolar contrast material(Omnipaque 300)	Q9967
Low osmolar contrast material(Omnipaque 240)	Q9966
Betamethasone(Celestone 3 mg)	J0702
Betamethasone(Celestone 4 mg)	J0704
Dexamethasone sodium phosphate 1 mg	J1100

Depo–Medrol(40 mg)	J1030
Depo–Medrol(80 mg)	J1040
Triamcinolone(per 10 mg)	J3301
Diphenhydramine(injection up to 50 mg)	J1200
Versed(per milligram)	J2250
Fentanyl(0.1 mg)	J3010

RF, radiofrequency; RFA, radiofrequency ablation.

List of Videos

Video 6.1 Lumbar Interlaminar Epidural Steroid Injection

https://bcove.video/2jTfMgm

Video 6.2 Lumbar Transforaminal Epidural Steroid Injection

https://bcove.video/2lj4UqP

Video 6.3 S1 Transforaminal Epidural Steroid Injection

https://bcove.video/2lj5HIj

Video 6.4 Caudal Epidural Steroid Injection

https://bcove.video/2rGPbYt

Video 6.5 Thoracolumbar Radiofrequency Thermocoagulation

https://bcove.video/2lkZEik

Video 6.6 Lumbar Facet Injection

https://bcove.video/2Kip1Ss

Video 6.7 Lumbar Radiofrequency Ablation

https://bcove.video/2IeGX3X

Video 6.8 Sacroiliac Joint Injection

https://bcove.video/2IkzJHJ

교감신경 차단(Sympathetic Blocks) 7

STELLATE GANGLION BLOCK

ANATOMY

Sympathetic chain은 vertebral body의 anterolateral portion을 따라서 fascia면에 놓여 있다. 대부분의 사람에서 first thoracic ganglia와 inferior cervical ganglia는 합쳐져서 "stellate gaglion(성상신경절)"을 형성한다. Stellate ganglion은 first rib의 neck과 C7 transverse process의 앞쪽에 있고 vertebral artery의 anteromedial 쪽에 위치한다. Stellate ganglion의 뒤쪽으로는 common carotid artery, dome of the pleura, phrenic nerve, internal jugular vein이 있고 내측으로는 vertebral column, esophagus, trachea가 경계를 이루고 있다.

INDICATIONS

안면부와 상지에 발생하는 통증증후군

- 복합부위 통증증후군(CRPS) type Ⅰ/Ⅱ
- 신경병성 통증(대상포진, 방사선후 신경염 등)
- 림프절 비대(Lymphedema)
- 환상지증후군(Phantom limb pain syndrome)
- 암성통증
- 머리와 상지의 교감신경 매개 통증과 비매개 통증의 감별
- 머리와 안면의 교감신경 매개 암성 통증
- 유방절제술 후 통증

CONTRAINDICATIONS

- 심장 전도 차단(conduction block)
- 수포성 폐기종(bullous emphysema) 환자에서 수포천공의 위험이 있는 경우
- 주사 부위의 전신 또는 국소감염증
- 응고병증(coagulopathy)
- 전방 하부 경추 수술을 받은 경우
- 환자가 거부하는 경우
- 12주이내의 심근경색(MI)

TECHNIQUE

- Position : Supine position, 머리는 중립 또는 시술 부위의 반대편으로 살짝 돌린다. 어깨 뒤에 작은 베개를 받치면 도움이 된다.
- Needle : 22-or 25-gauge, 3-inch Quincke spinal needle
- 주사액 : Test dose−1% lidocaine 1~5 mL, 확인 후 10 mL를 주사한다.
- 조영제 양 : 1~2 mL(Figure 7.1).
- C-arm position : Anteroposterior(AP) view를 잡는다. C6C7 disc space가 잘 보이도록 caudal tilting 한다.
- 사용약물 : 25% bupivacaine or 1% lidocaine; triamcinolone or methyl-prednisolone
- 방법
    1. 멸균 상태로 주사 부위를 소독한다.
    2. C-arm으로 C6나 C7 tansverse process를 확인한다.
    3. 보통 trachea와 carotid artery 사이, cricoid cartilage 레벨의 C6에서 시행한다. 타겟은 C6의 돌출된 뼈 부분(Chassaignac's tubercle 이라고 함)을 bone touch 하는 것이다.
    4. 22 G, 4 cm 또는 5 cm needle을 사용하여, 테이블에 수직이 되게 C6

transverse process을 향해 전진시킨다. 일단 needle이 C6 transverse process에 bone touch되면 1~2 mm 정도 뒤로 살짝 빼서 조영제를 주입하면 조영제가 위아래로 퍼지게 된다.

5. 조영제가 아래 사진과 같이 퍼진다면 needle이 longus colli muscle에 있다는 것을 나타낸다(Figure 7.1 and 7.2).
6. 조영제가 바로 사라져 버린다면 needle이 혈관내, 척수강내 또는 흉막내에 있다는 것을 의미한다.
7. 10~15 mL의 마취제를 aspiration을 수시로 해가며 주입한다.
8. 블럭이 성공적으로 된경우 일반적으로 환자에게 Horner's syndrome(ptosis, miosis, anhydrosis)이 나타난다.
9. 주사 후, 환자를 대략 30분 가량 관찰하고 모니터링 한다.

COMPLICATIONS

- C7 레벨(일반적인 해부학적 위치)에서의 블럭은 C6 레벨과 비교할 때 기흉의 위험이 더 높다. C6 레벨에 주입된 조영제는 대개 C7T1 레벨까지 퍼진다.
- Recurrent laryngeal nerve가 블럭되면 hoarseness가 생긴다.
- Phrenic nerve가 블럭되면 hemidiaphragm이 발생한다.
- 경동맥 혈종(Carotid hematoma)
- 내경정맥 외상(Internal jugular vein trauma)
- 상완신경총 손상(Brachial plexus injury)
- 혈흉(Hemothorax)
- 흉관(Thoracic duct) 손상시 유미흉(Chylothorax) 발생
- 식도 천공(Esophageal perforation)
- 혈관내 국소마취제 주입시 발작(Seizure)
- 척수 손상(Spinal cord injury)
- 인두후강 혈종(Retropharyngeal hematoma)

EXAMPLES

Figure 7.1 성상신경절 차단(Stellate ganglion block)의 AP view.

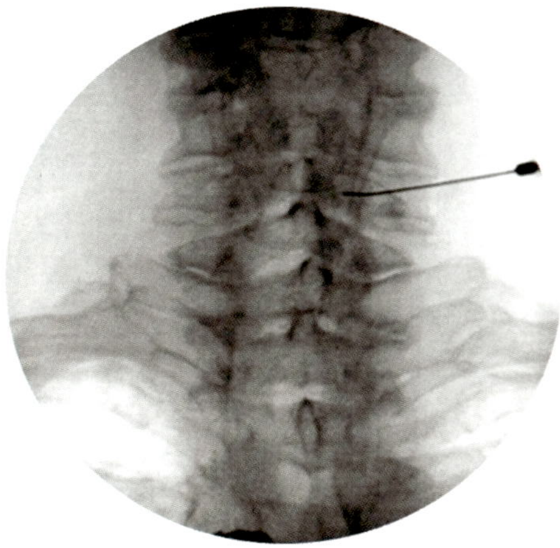

Figure 7.2 성상신경절 차단(Stellate ganglion block)의 AP view. 조영제가 위아래로 퍼져있는 영상.

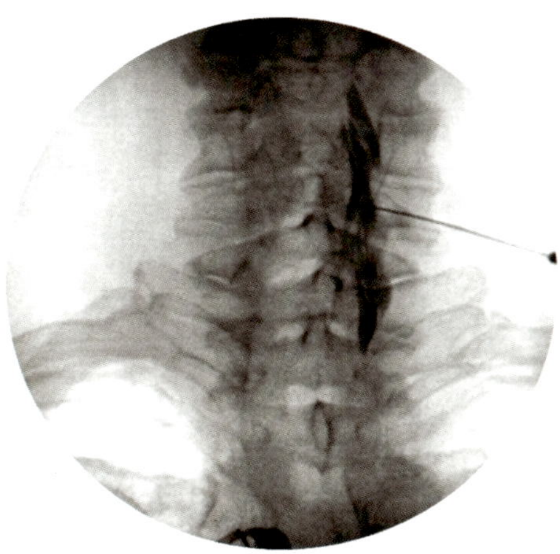

Sample Procedure Note

PREOPERATIVE DIAGNOSIS:	Complex regional pain syndrome (CRPS) upper extremity Limb pain
POSTOPERATIVE DIAGNOSIS:	Same
SURGEON:	______
ASSISTANT:	______
TITLE OF PROCEDURE:	Diagnostic ______ stellate ganglion nerve block under fluoroscopic guidance(Video 7.1)
https://bcove.video/2rHuBXK	
ANESTHESIA:	Monitored anesthesia care
ESTIMATED BLOOD LOSS:	None
COMPLICATIONS:	None
DRAINS:	None
IV FLUID:	200 mL lactated ringer

Indications: ______-year-old ______ (male/female) complaining of pain in the upper extremity consistent with CRPS. Our plan is to perform a diagnostic stellate ganglion nerve block. The risks and benefi ts of ______ stellate ganglion nerve block were discussed in detail. The patient understands and accepts that the risks include, but are not limited to, increase in pain, nerve injury, infection, pneumothorax, bleeding, hematoma, paralysis, stroke, and death. Alternatives to nerve blocks, or noninterventional therapy, were discussed and informed consent obtained.

DESCRIPTION OF PROCEDURE

Intravenous access was established. The patient was escorted to the fluoroscopy suite and placed in the supine position. Noninvasive monitoring was applied. Universal Site and Side Protocol was followed and documented. Safe Injection and Infection Control Practices as recommended by the Center for Disease Control, including the use of a face mask, were strictly followed. The neck area is widely prepped using isopropyl alcohol per protocol, and sterile drapes applied. Time-out was performed. Landmarks of the sternal notch, sternocleidomastoid muscle, and longus colli muscle were identified. Using a 25-gauge needle, a skin wheal was raised with 1% lidocaine. A 22-gauge 3.5-inch curved Quincke spinal needle was advanced under fluoroscopic guidance over the lateral border of the ______ vertebral body on the ______ side. Once the vertebral body was in contact, AP and lateral views of the fluoroscope confi rmed adequate needle placement. At this point, 2 mL of Omnipaque-240 contrast was injected under live fluoroscopic guidance through a T−Connector extension tubing outlining positive uptake of the stellate ganglion. After negative aspiration for heme, a total volume of 8 mL of 25% bupivacaine was injected through the needle. Once the procedure was completed, all needles were withdrawn from the patient intact. A bandage was applied to the puncture site. The patient tolerated this sequence well, there were no complications noted. The patient was discharged in hemodynamically and neurologically stable condition, with review of postprocedural instructions. We will follow up with the patient in 2 to 4 weeks.

____

Attending Physician

CELIAC PLEXUS BLOCK

ANATOMY

- 복강신경총(celiac plexus)은 solar plexus라고도 불리는 교감신경계의 가장 큰 신경총이다. 이것은 위(stomach)와 그물막주머니(omental bursa) 뒤쪽의 후복막강(retroperitoneal space)에 위치한 조직화된 신경망이다. 양측으로는 greater and lesser splanchnic nerve, 앞뒤로는 vegal trunk로 이루어져 있다. 복강신경총은 T12–L1 레벨에 있다.

INDICATIONS

- 복강내 구조물(esophagus, pancreas, gallbladder, liver mesentery, omentum, spleen, kidney)에 의한 통증
- 복강내 악성종양(췌장암)
- 만성 췌장염(Chronic pancreatitis)

CONTRAINDICATIONS

- 출혈, 감염의 위험이 있는 경우
- 통증이 더 이상 자율신경계를 통해 전달되지 않는 경우
- 대동맥류가 있을 경우

TECHNIQUE

- Position : prone
- Needle : 22 G, 7 inch spinal needle
- 투여 약물 : epinephrine이 섞인 1% lidocaine을 test dose로 사용. 5% bupivacaine. 만성 췌장염의 경우 스테로이드를 첨가한다.
- 조영제 권장량 : 5 mL

- C-arm position : 흉요추 접합부 위에 놓고 L1의 transverse process가 L1의 vertebral body의 lateral margin에 가려질때까지 20~30도 oblique로 rotation한다.
- Technique
  1. 시술 부위를 멸균 드랩한다.
  2. L1 vertebral body의 위쪽 경계에 1~2 mL, 1% lidocaine으로 피부 마취를 진행한다.
  3. 대동맥은 midline의 왼쪽에 있기 때문에 종종 왼쪽방향에서 경대동맥(transaortic) single needle 테크닉이 사용되기도 한다.
  4. 22 G, 7-inch spinal needle을 coaxial 테크닉(tunnel view)을 이용해 아래쪽으로는 12th rib의 경계가 위쪽으로는 L1 transverse process가 오도록 L1 vertebral body lateral margin을 향해 진입한다.
  5. C-arm을 lateral position으로 돌린다.
  6. Needle을 L1 vertebral body의 앞쪽 경계에서 2~3 cm정도 더 전진시킨다.
  7. 20 mL syringe를 spinal needle에 연결하고 계속 흡인하면서 전진한다.
  8. Syringe에 혈액이 흡인되면 needle이 대동맥을 통과하여 더이상 흡인되지 않을 때까지 대동맥의 앞쪽벽을 향해 더 전진한다.
  9. 측면영상에서 needle의 최종지점은 대동맥의 앞쪽 표면이며, L1 vertebral body의 전방 2 cm 지점이다.
  10. C-arm을 live로 보면서 조영제 2 mL를 주입해 대동맥 앞면을 조영증강시킨다. Live로 C-arm 영상을 볼 때, 대동맥의 박동이 자주 관찰된다(Figures 7.3 and 7.4).
  11. C-arm을 AP position으로 돌린다.
  12. Needle의 최종 위치는 C-arm을 live로 보면서 조영제 2~3 mL를 주입하여 결정한다.

13. 만약 조영제가 midline을 넘어 좌우로 퍼진다면 single needle 테크닉이 권장되며, 그대로 약물을 주입한다. 만약 조영제가 왼쪽으로만 퍼진다면 오른쪽에서 같은 방법으로 한번 더 블럭을 시행한다.

COMPLICATIONS

- 심한 저혈압(severe hypotension)
- 설사(Diarrhea)
- Needle injury에 의한 대동맥 또는 하대정맥의 출혈(후복막 출혈)
- 혈관내 약물 주입(조영제를 사용해 needle의 위치를 잘 파악하여 예방해야 한다.)
- 농양이나 낭종이 있는 상복부 장기의 천자
- 척수에 혈액을 공급하는 혈관(artery of Adamkiewicz)내 주입으로 인한 하지마비(조영제를 사용해 needle의 위치를 잘 파악하여 예방해야 한다.)
- 성기능 장애(주사액이 교감신경 사슬 양쪽으로 퍼진 경우)
- 기흉(Pneumothorax)
- 요추 신경뿌리 자극(주사액이 요추 신경총으로 퍼진 경우)

EXAMPLES

Figure 7.3 celiac plexus block의 Lateral view. 대동맥 앞쪽 가장자리로 조영증강이 보인다.

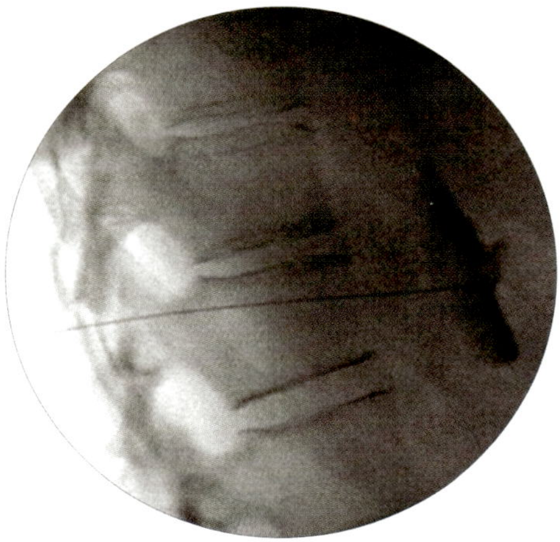

Figure 7.4 Celiac plexus block의 AP view. 경대동맥 접근법. 조영제가 양쪽으로 퍼지고 있다.

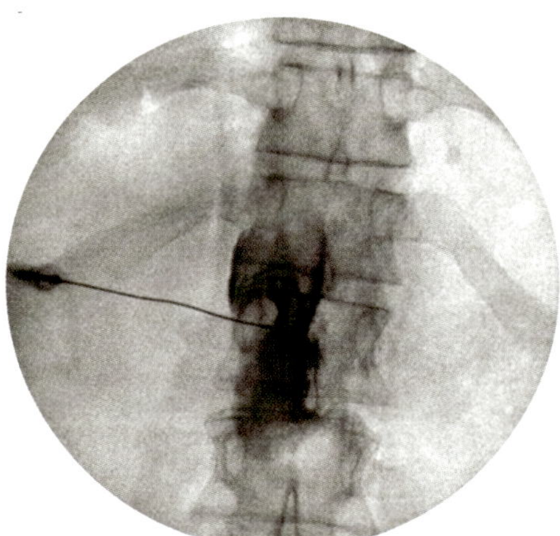

Sample Procedure Note

PREOPERATIVE DIAGNOSIS:	Pancreatic cancer Abdominal pain
POSTOPERATIVE DIAGNOSIS:	Same
SURGEON:	______
ASSISTANT:	______
TITLE OF PROCEDURE:	Diagnostic ______ T12/L1 celiac plexus block under fluoroscopic guidance(Video 7.2)
https://bcove.video/2rGugEU	
ANESTHESIA:	Monitored anesthesia care
ESTIMATED BLOOD LOSS:	None
COMPLICATIONS:	None
DRAINS:	None
IV FLUID:	200 mL lactated ringer

Indications: ______-year-old ______ (male/female) complaining of pain in the abdomen that is consistent with the innervation of the celiac plexus. Our plan is to perform a diagnostic T12/L1 celiac plexus block under fluoroscopic guidance today. The risks and benefi ts of a celiac plexus block were discussed in detail. The patient understands and accepts that the risks include, but are not limited to, increase in pain, nerve injury, infection, bleeding, hematoma, paralysis, spinal headache, stroke, pneumothorax, discitis, and death. Alternatives to nerve blocks, or noninterventional therapy were discussed, and informed consent obtained.

DESCRIPTION OF PROCEDURE

Intravenous access was established. The patient was escorted to the fluoroscopy suite and placed in the prone position. Noninvasive monitoring was applied. Universal Site and Side Protocol was followed and documented. Safe Injection and Infection Control Practices as recommended by the Center for Disease Control, including the use of a face mask, were strictly followed. The lumbar area is widely prepped using isopropyl alcohol per protocol, and sterile drapes applied. Time-out was performed. Using fluoroscopic guidance, the lumbar vertebral bodies were identified.
Using a 25-gauge needle, a skin wheal was raised with 1% lidocaine. The fluoroscope was obliqued 30 degrees to the ______ with a cephalocaudal tilt to align the vertebral endplates and outline the landmark of the Scotty dog. A 22-gauge 78 inch curved Quincke spinal needle was placed at the junction where the transverse process meets the vertebral body at the T12/L1 on the ______ vertebral body. The needle was independently carried down to the anterolateral portion of the vertebral body under fluoroscopic guidance. Once the anterolateral portion of vertebral body was in contact, continuous aspiration was used to identify the aorta. Once aortic blood was aspirated, the needle was advanced until blood was no longer aspirated from the needle. At this point, AP and lateral projections of the fluoroscope confi rmed adequate needle placement. At this time, 2 mL of Omnipaque-240 contrast was injected under live fluoroscopic guidance through a T−Connector extension tubing outlining a positive neurogram of the celiac plexus. There was no evidence of intrathecal or intravascular spread. After negative aspiration for heme and cerebrospinal fluid(CSF), 20 mL of 25% preservative-free bupivacaine was injected without complication. Once the procedure was completed, all needles were withdrawn from the patient intact. A bandage was applied to the puncture site. The patient tolerated this procedure well, there were no complications noted. The patient was discharged home in hemodynamically and neurologically stable condition, with review of post procedural instructions.

____

Attending Physician

LUMBAR SYMPATHETIC BLOCK

ANATOMY

- 교감신경계의 신경절이전섬유(preganglionic nerve fiber)는 T11에서 L2까지의 중간 외측핵(intermediolateral cell column)에 있다. 이러한 신경절이전섬유는 신경근과 함께 빠져나간 후 신경절이후 교감섬유와 시냅스를 형성한다.

INDICATIONS

- 하지의 CRPS Type I 또는 II
- 말초혈관 질환
- 레이노 증후군(Raynaud's phenomenon)
- 참호족(Trench foot)
- 수술 후 다리 통증
- 하지의 신경병성 통증
- 하지의 대상포진 후 신경통
- 환상지통
- 다한증

CONTRAINDICATIONS

- 출혈이나 감염의 위험성이 있는 경우
- 환자가 거부한 경우

TECHNIQUE

- Position : prone position, 환자의 배아래 베개를 받쳐서 요추의 전만을 감소시킨다.
- C-arm position : C-arm을 요추 중앙에 놓은 다음 L3 transverse process의

끝이 L3 vertebral body의 앞쪽 가장자리에 닿을 때까지 25~30도 oblique하게 기울인다.

- Needle : 22 G, 5–7 inch spinal needle
- 약물 : 15~20 mL, 0.25% bupivacaine
- 조영제 사용 권장량 : 5 mL
- Technique :
  1. 시술 부위를 멸균 드랩한다.
  2. L3 vertebral body의 앞쪽 가장자리에 2~3 mL, 1% lidocaine으로 피부마취를 진행한다.
  3. 간헐적으로 C-arm을 확인하면서 coaxial technique(tunnel view)으로 spinal needle을 L3 vertebral body의 앞쪽 가장자리를 향해 전진한다.
  4. Needle tip이 뼈에 닿을 때까지 vertebral body의 바깥쪽 가장자리를 벗어나지 않도록 유의한다.
  5. 뼈에 닿으면 needle을 살짝 뒤쪽 옆으로 뺀다.
  6. C-arm을 lateral로 돌린다.
  7. Needle tip이 vertebral body의 앞쪽 1/3에 올때까지 전진시킨다.
  8. 1~2 mL의 조영제를 주입하여 깊이를 확인한다(**Figures 7.5, 7.6**).
  9. C-arm을 AP position으로 돌린다.
  10. Needle tip이 vertebral body의 바깥쪽 가장자리 보다 더 안쪽에 있는지 확인한다.
  11. CSF나 혈액이 흡인되는지 확인한 후, 국소마취제(15~20 mL, 0.25% bupivacaine)를 5 mL씩 나눠주면서 중간중간 흡인하여 확인한다.
  12. 성공적으로 블럭이 시행되었는지 확인하기 위해 피부 온도 변화를 모니터링한다.

COMPLICATIONS

- 기립성 저혈압
- Ilioinguinal nerve, genitofemoral nreve의 손상
- 신장 외상으로 인한 혈뇨
- 척추신경, 경막외강 또는 척수내 주입

EXAMPLES

Figure 7.5 **Needle tip이 L3 vertebral body의 앞쪽 가장자리 끝을 가르키고 있는 lateral view.**

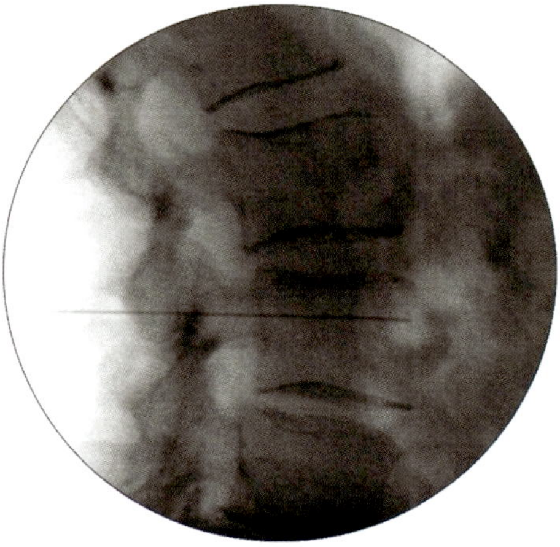

Figure 7.6 요추 교감 신경총에 조영제의 흡수가 관찰되는 AP view.

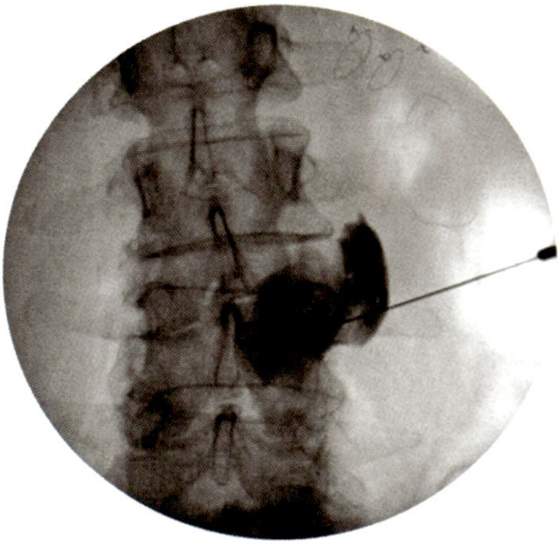

Sample Procedure Note

PREOPERATIVE DIAGNOSIS:	CRPS type ______ lower extremity Limb pain
POSTOPERATIVE DIAGNOSIS:	Same
SURGEON:	______
ASSISTANT:	______
TITLE OF PROCEDURE: https://bcove.video/2wAIoFA	Diagnostic ______ lumbar Sympathetic block under fluoroscopic guidance(Video 7.3)
ANESTHESIA:	Monitored anesthesia care
ESTIMATED BLOOD LOSS:	None

COMPLICATIONS: None

DRAINS: None

IV FLUID: 200 mL lactated ringer

Indications: ______-year-old ______ (male/female) complaining of pain in the lower extremity that is consistent with CRPS. Our plan is to perform a diagnostic lumbar sympathetic block under fluoroscopic guidance today. The risks and benefi ts of ______ a lumbar sympathetic block were discussed in detail. The patient understands and accepts that the risks include, but are not limited to, increase in pain, nerve injury, infection, bleeding, hematoma, paralysis, spinal headache, stroke, discitis, and death. Alternatives to nerve blocks, or noninterventional therapy, were discussed and informed consent obtained.

DESCRIPTION OF PROCEDURE

Intravenous access was established. The patient was escorted to the fluoroscopy suite and placed in the prone position. Noninvasive monitoring was applied. Universal Site and Side Protocol was followed and documented. Safe Injection and Infection Control Practices as recommended by the Center for Disease Control, including the use of a face mask, were strictly followed. The lumbar area is widely prepped using isopropyl alcohol per protocol, and sterile drapes applied. Time-out was performed. Using fluoroscopic guidance, the lumbar vertebral bodies were identified. Using a 25-gauge needle, a skin wheal was raised with 1% lidocaine. The fluoroscope was obliqued 30 degrees to the ______ with a cephalocaudal tilt to align the vertebral endplates and outline the landmark of the Scotty dog. A 22-gauge 5-inch curved Quincke spinal needle was placed at the junction where the transverse process meets the vertebral body at the ______ vertebral body. The needle was independently carried down to the anterolateral portion of the vertebral body under fluoroscopic guidance. AP and lateral projections of the fluoroscope confirmed adequate needle placement. At this time, 2 mL of Omnipaque-240 contrast was injected under live fluoroscopic guidance through a T−Connector extension tubing outlining a positive neurogram of the lumbar sympathetic ganglion. There was no evidence of intrathecal or intravascular spread. After negative aspiration for heme and CSF, 20 mL of 25% preservative-free bupivacaine was injected without complication. Once the procedure was completed, all needles were withdrawn from the patient intact. A bandage was applied to the puncture site. The patient tolerated this procedure well, there were no complications noted. The patient was discharged in hemodynamically and neurologically stable condition, with review of postprocedural instructions.

Plan: If the patient received 50% or greater improvement of their pain, we will repeat the procedure in 2 to 4 weeks' time. If today's injection does not alleviate the patient's pain by 50%, we will perform a diagnostic lumbar sympathetic block at a diff erent level of the lumbar sympathetic chain under fluoroscopic guidance in 2 to 3 weeks.

Attending Physician

SUPERIOR HYPOGASTRIC BLOCK

ANATOMY

상하복신경총(superior hypogastric plexus)은 신경절 사슬의 가지인 두개의 하요추부 내장신경(L3–L4)에서 형성된다. 신경총은 또한 골반 내장신경(S2–S4)에서 형성된 부교감 신경섬유를 포함하고 하복신경총에서 올라온다. 신경총은 후복강에 위치하며 4, 5번 요추와 천골전방에 자리한다. 신경총을 통과하는 교감신경은 방광, 자궁, 질, 직장 및 전립선을 포함한 골반 장기의 신경지배를 담당한다.

INDICATIONS

- 골반 내장 통증 또는 골반암
- 질 근위부, 난소, 자궁, 전립선 및 직장의 악성 또는 양성 통증
- 하복강 부위의 교감신경 매개통증(CRPS)
- 골반 섬유증
- 골반 신경이상긴장증
- 골반염증 질환
- 자궁 내막증
- 간질성 방광염
- 전립선염
- 불응성 음경통증
- 월경 곤란증과 성교통
- 외음부염
- 방광염
- 방사선 유발 골반신경병증
- 과민성대장증후군
- 복부 수술, 부인과 수술로 인한 골반 유착에 의한 통증

CONTRAINDICATIONS

- 주사 부위의 전신 또는 국소감염
- 응고병증
- 환자가 거부한 경우

TECHNIQUE

- Position : prone position, 환자의 배아래 베개를 받쳐서 요추의 전만을 감소시킨다.
- C-arm position : 25~35도 oblique, 20~25도 cephalad tilting 해서 L5/S1 디스크가 잘 보이게 한다.
- Needle : 22 G, 5–7 inch spinal needle
- 약물 : 8~10 mL 국소마취제(0.25% bupivacaine)
- 조영제 사용 권장량 : 2~3 mL
- Technique :
    1. 시술 부위를 멸균 드랩한다.
    2. C-arm을 동측으로 25~35도 oblique, 25~35도 cephalad tilting 한다.
    3. 위쪽으로는 L5 transverse process, 바깥쪽으로는 iliac crest, 안쪽으로는 L5/S1 facet joint와 S1의 SAP(superior articular process)가 이루는 작은 삼각형의 창을 찾는다.
    4. 그 삼각형 부분에 1% lidocaine으로 피부마취를 한다.
    5. C-arm 영상을 보며 작은 삼각형을 통해 22 G spinal needle을 진입한다. Needle의 궤적은 L5/S1 레벨에서 척추의 앞쪽 표면에 접근하기 위해 L5/S1의 transdiscal 접근과 비슷하다.
    6. C-arm을 lateral로 돌리고 lumbosacral junction의 앞쪽면을 살짝 넘어서 needle을 위치시킨다. Needle tip이 앞쪽 척추끝선과 일치하는 곳이 끝점이 된다.

7. C-arm을 AP view로 바꾼다.
8. 소량의 조영제(2~3 mL)를 주입하고 lumbosacral junction의 전방을 따라 퍼지는 것을 확인한다(Figures 7.7, 7.8, 7.9).
9. 반대쪽에도 같은 방법으로 주사를 시행할 수 있다.
10. 8~10 mL의 0.25% bupivacaine을 주사한다.

COMPLICATIONS

- 신경 용해성 용액의 혈관내 주입
- 양측으로 주사시, 남성의 성기능장애의 발생할 수 있다.

EXAMPLES

Figure 7.7 **상하복신경총에 조영제가 흡수된 lateral view.**

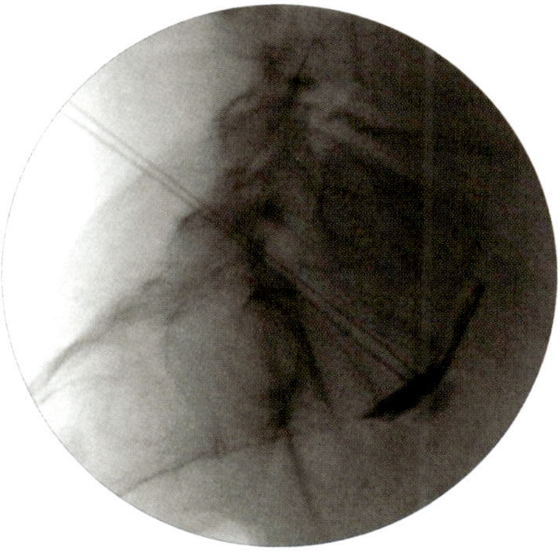

Figure 7.8 상하복신경총에 조영제가 흡수된 AP view.

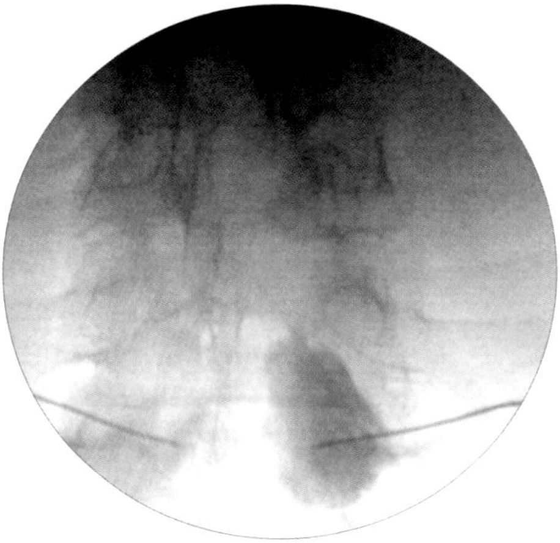

Figure 7.9 AP view of the left side contrast uptake of the superior hypogastric plexus.

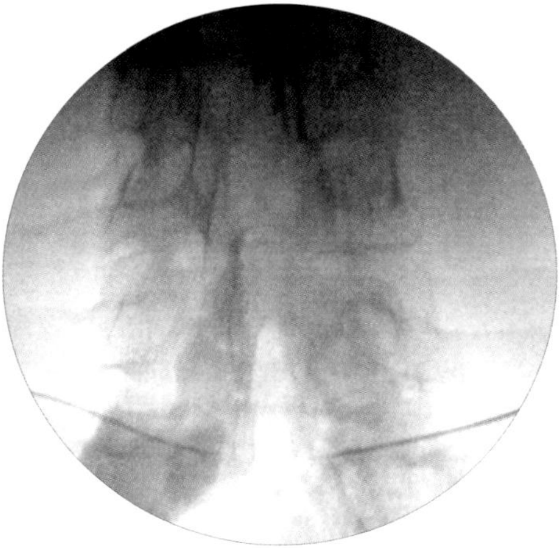

Sample Procedure Note

PREOPERATIVE DIAGNOSIS:	Pelvic pain Abdominal pain
POSTOPERATIVE DIAGNOSIS:	Same
SURGEON:	______
ASSISTANT:	______
TITLE OF PROCEDURE:	Diagnostic ______ L5/S1 hypogastric plexus block under fluoroscopic guidance
ANESTHESIA:	Monitored anesthesia care
ESTIMATED BLOOD LOSS:	None
COMPLICATIONS:	None
DRAINS:	None
IV FLUID:	200 mL lactated ringer

Indications: ______-year-old ______ (male/female) complaining of pain in the pelvis and lower abdomen that is consistent with the innervation of the hypogastric plexus. Our plan is to perform a diagnostic L5/S1 hypogastric plexus block under fluoroscopic guidance today. The risks and benefi ts of a hypogastric plexus block were discussed in detail. The patient understands and accepts that the risks include, but are not limited to, increase in pain, nerve injury, infection, bleeding, hematoma, paralysis, spinal headache, stroke, discitis, and death. Alternatives to nerve blocks, or noninterventional therapy, were discussed and informed consent obtained.

DESCRIPTION OF PROCEDURE

Intravenous access was established. The patient was escorted to the fluoroscopy suite and placed in the prone position. Noninvasive monitoring was applied. Universal Site and Side Protocol was followed and documented.

Safe Injection and Infection Control Practices as recommended by the Center for Disease Control, including the use of a face mask, were strictly followed. The lumbar area is widely prepped using isopropyl alcohol per protocol, and sterile drapes applied. Time-out was performed. Using fluoroscopic guidance the lumbar vertebral bodies were identifi ed. Using a 25-gauge needle, a skin wheal was raised with 1% lidocaine. The fluoroscope was obliqued 30 degrees to the ______ with a cephalocaudal tilt to align the vertebral endplates and outline the landmark of the Scotty dog. A 22-gauge 7-inch curved Quincke spinal needle was placed just lateral to the midpoint of the superior articular process of the L5/S1 level on the ______. The needle was guided transdiscal under fluoroscopic guidance. At this point, the needle was independently carried down to the anterolateral portion of the vertebral body under fluoroscopic guidance. Once the anterolateral portion of vertebral body was in contact, 2 mL of Omnipaque-240 contrast was injected under live fluoroscopic guidance through a T-Connector extension tubing outlining a positive neurogram of the hypogastric plexus. There was no evidence of intrathecal or intravascular spread. After negative aspiration for heme and CSF, 20 mL of 25% preservative-free bupivacaine was injected without complication. Once the procedure was completed, all needles were withdrawn from the patient intact. A bandage was applied to the puncture site. The patient tolerated this procedure well, there were no complications noted. The patient was discharged in hemodynamically and neurologically stable condition, with review of postprocedural instructions

____

Attending Physician

GANGLION IMPAR BLOCK

ANATOMY

외톨이 신경절(Walther의 신경절이라고도 함)은 골반의 교감신경 사슬 끝에 있다. 이것은 sacrocpccygeal 접합부의 전방에 위치하고 있다. 외톨이 신경절은 회음부, 항문, 직장, 요도의 원위부, 질의 원위부 1/3의 내장성 구심성 섬유를 제공한다.

INDICATIONS

- 골반 부위의 교감신경 매개 통증
- 회음부 통증
- 복강내 병증
- 수술 후 골반 통증
- 방사선 조사 후 골반 통증
- 만성 전립선염
- 일과성 직장통증(Proctalgia fugax)
- 미골통
- 자궁내막증
- 음낭 통증
- 질 탈출증
- 원위 요도부 통증

CONTRAINDICATIONS

- 전신 또는 주사부위의 감염
- 응고병증
- 환자가 거부한 경우

TECHNIQUE

- Position : prone position
- C-arm : lateral & AP view
- Needle : 22 G short-beveled 3 inch needle 또는 5-inch spinal needle
- 약물 : 8~10 mL 0.25% bupivacaine
- 조영제 권장량 : 3~4 mL
- Technique :
  1. 시술 부위를 멸균 드랩한다.
  2. C-arm을 lateral position으로 놓는다.
  3. Sacral spinous process, sacrum, ischial spine, sacrococcygeal joint를 찾는다.
  4. Sacrococcygeal joint 부위에 1% lidocaine으로 피부마취를 한다.
  5. C-arm을 확인하면서 needle tip이 anterior sacrococcygeal ligament를 통과할 때 느껴지는, 저항 손실이 느껴질 때까지 needle을 전진시킨다.
  6. Needle tip이 anterior coccygeal line의 앞에 있는지 확인한다.
  7. 1~2 mL의 조영제를 직장 뒤쪽과 coccyx 앞쪽 공간에 주입한다.
  8. C-arm을 AP view로 돌린다.
  9. C-arm을 확인하면서 조영제를 1~2 mL 더 주입해서 midline으로 잘 흘러가는지 확인한다(Figures 7.10, 7.11).
  10. 8~10 mL의 0.25% bupivacaine을 주입한다.

COMPLICATIONS

- 직장 천공
- 감염
- 혈관내 주사
- 내부 출혈

EXAMPLES

Figure 7.10 외톨이 신경절에 조영제가 흡수된 **Lateral view** 영상.

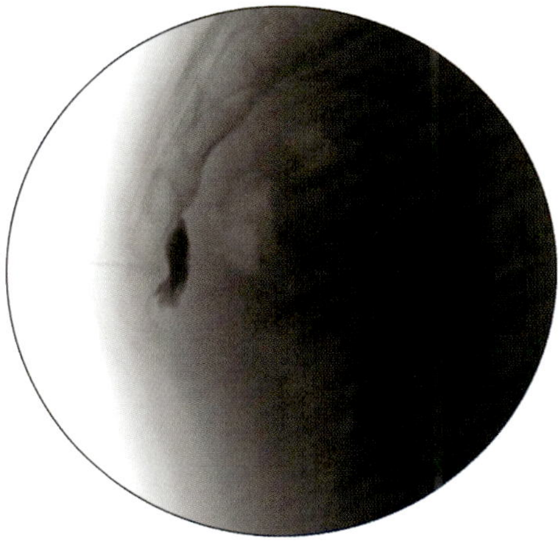

Figure 7.11 외톨이 신경절에 조영제가 흡수된 **AP view** 영상.

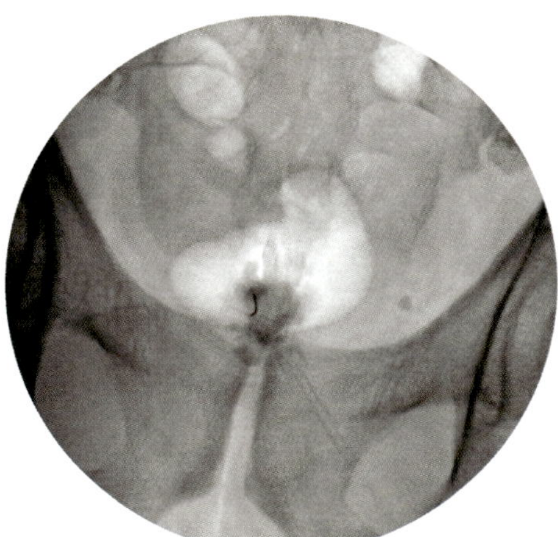

Sample Procedure Note

PREOPERATIVE DIAGNOSIS:	Rectal pain Low back pain
POSTOPERATIVE DIAGNOSIS:	Same
SURGEON:	______
ASSISTANT:	______
TITLE OF PROCEDURE:	Ganglion impar block under fluoroscopic guidance(**Video 7.4**)
https://bcove.video/2rGuXy5	
ANESTHESIA:	Monitored anesthesia care
ESTIMATED BLOOD LOSS:	None
COMPLICATIONS:	None
DRAINS:	None
IV FLUID:	200 mL lactated ringer

Indications: ______-year-old ______ (male/female) complaining of low back pain and pain over the rectum and tailbone. Our plan is to perform a ganglion impar block under fluoroscopic guidance today. The risks and benefi ts of a ganglion impar block were discussed in detail. The patient understands and accepts that the risks include, but are not limited to, increase in pain, nerve injury, infection, bleeding, hematoma, paralysis, spinal headache, stroke, discitis, and death. Alternatives to nerve blocks, or noninterventional therapy, were discussed and informed consent obtained.

DESCRIPTION OF PROCEDURE

Intravenous access was established. The patient was escorted to the fluoroscopy suite and placed in the prone position. Noninvasive monitoring was applied. Universal Site and Side Protocol was followed and documented.

Safe Injection and Infection Control Practices as recommended by the Center for Disease Control, including the use of a face mask, were strictly followed. The lumbosacral, buttock, and tailbone area is widely prepped using isopropyl alcohol per protocol, and sterile drapes applied. Time-out was performed. Using fluoroscopic guidance the sacrum, coccyx, and caudal canal was easily identified. Using a 25-gauge needle, a skin wheal was raised with 1% lidocaine. Under fluoroscopic guidance in the AP and lateral views, a 22-gauge Quincke needle was coccyx where the ganglion impar resides without diffi culty. AP and lateral projections of the fluoroscope confi rmed adequate needle placement. At this point, 2 mL of Omnipaque-240 contrast was injected under live fluoroscopic guidance outlining a positive neurogram. There was no evidence of intrathecal or intravascular spread. After negative aspiration for heme, CSF, and stool 40 mg of Kenalog with ______mL of 25% preservative-free bupivacaine was injected without complication. Once the procedure was completed all needles were withdrawn from the patient intact. A bandage was applied to the puncture site. The patient tolerated this procedure well, there were no complications noted. The patient was discharged in hemodynamically and neurologically stable condition, with review of postprocedural instructions.

Plan: If the patient received 50% or greater improvement of their pain, we will repeat the procedure in 2 to 4 weeks' time. If today's injection does not alleviate the patient's pain by 50%, we will perform and caudal epidural steroid injection under fluoroscopic guidance.

____

Attending Physician

COMPLEX REGIONAL PAIN SYNDROME

DEFINITION

- CRPS는 세계통증연구학회(ISAP)에서는 "손상 후 나타나는 여러가지 통증을 보이는 상태로, 주로 말초신경에 비정상적 소견을 보이며 유발된 손상에 의해 정상적으로 예견되는 것보다 강도나 지속기간이 능가하고 종종 운동기능의 손상을 동반하고 다양한 경과를 보이는 통증"이라고 정의하고 있다. 이전에는 반사성교감이영양증[reflex sympathetic dystrophy(RSD)] 또는 작열통(causalgia)으로 언급되었고 초기 외상에 비례했을 때 증상이 없는 신경병성 통증으로 설명되기도 하였다. CRPS는 일반적으로 자율신경 조절장애, 종창, 운동기능 장애 및 영양상태 변화와 관련이 있다.

ETIOLOGY

- 일반적으로 급성 외상(골절, 염좌, 수술, 압궤손상) 또는 신체적 스트레스(뇌졸중, 감염, 화상 등)후에 발생한다
- 현재 정기적으로 발생하는 특정 부상이 CRPS로 나타나거나 CRPS의 발생이 부상의 심각성과 관련이 있다는 증거는 없다.

HISTORY

- CRPS 환자들이 가장 흔하게 호소하는 증상은 과민증(hyperesthesia)과 이질통증(allodynia)이다.
- CRPS 환자는 타는 것 같다, 뜨겁다, 아프다 등으로 통증을 표현하고 통증 양상은 피부분포를 따라서 나타나는 경우, 피부분포를 따르지 않는 경우 둘다 존재한다.
- 스트레스, 팔다리 운동, 신체 활동은 종종 통증을 악화시킬수 있다.
- CRPS는 증상으로 진단하며, 부다페스트 기준은 CRPS 진단에 자주 사용된다.

환자는 다음 네 가지 범주 중 세 가지에서 적어도 각각 하나의 증상이 있어야 한다.

IASP의 CRPS CLINICAL DIAGNOSTIC BUDAPEST CRITERIA :	
Sensory	Hyperesthesia and/or allodynia
Vasomotor	Temperature asymmetry and/or skin color changes and/or skin color asymmetry
Sudomotor/edema	Edema and/or sweating changes and/or sweating asymmetry
Motor/trophic	Decreased range of motion and/or motor dysfunction(weakness, tremor, dystonia) and/or trophic changes
두 개 이상의 카테고리에서 적어도 하나의 증상이나 징후가 관찰되어야 한다. :	
Sensory	Evidence of hyperalgesia and/or allodynia(to light touch or deep somatic pressure and/or joint movement)
Vasomotor	Evidence of temperature asymmetry and/or skin color changes and/or asymmetry
Sudomotor/edema	Evidence of decreased range of motion and/or motor dysfunction(weakness, tremor, dystonia) and/or trophic changes(hair, nail, and skin)

PHYSICAL EXAMINATION

- 앞에 제시한 4개의 카테고리 중 2개는 객관적인 검사로 측정할 수 있다. 하나는 체온 측정이고 다른 하나는 가벼운 터치와 pinprick을 이용한 감각신호 측정이다.
- 가벼운 터치는 부드러운 브러쉬 또는 면봉으로 검사한다. 근력의 변화는 관절 가동범위의 감소와 함께 관찰되고 진전이 있는 경우도 있다.
- 영양 상태의 변화는 탈모나 손톱의 변화로 판단할 수 있다.

- Vasomotor sign은 피부색과 병변 부위와 반대쪽의 피부 온도를 비교 측정해서 평가할 수 있다.
- 중등도는 관절가동범위의 소실, 유착성 관절낭염, 근위축 등이 지표가 된다.

DIAGNOSTIC STUDIES

- X-ray에서는 병변부 관절주위 골감소증 또는 골다공증을 관찰할 수 있지만 민감도는 낮다. 골막하 골 재흡수도 관찰될 수 있다.
- MRI는 손상정도를 평가하기 촬영할 수 있고, 연조직 부종 및 증대, 피부 비후 등을 관찰할 수 있다. 또한 피질하 골수부종이 관찰될 수 있다.
- 3상 골스캔은 3단계 모두에서 섭취량이 증가할 수 있다. 병변 부위 주변 모든 관절에서 관절활동의 증가가 관찰될 수 있다.

TREATMENT

- 물리치료 및 작업치료의 목표는 가동범위의 개선, 탈감작 치료, 종창 감소, 수축형성 방지, 근성방어 감소, 기능개선 등이다.
- 다른 비중재적, 비약리적인 치료로는 거울상자요법, 경피적 전기신경자극(TENS), 인지행동요법 등이 있다.
- 약물치료
    1. Gabapentin, lyrica, topiramate는 신경병성 통증에 도움을 준다.
    2. Bisphosphonates는 골파괴 작용을 감소시키고 염증성 사이토카인의 변형을 돕는다.
    3. Calcitonin은 dorsal horn의 세포내 칼슘 증가를 돕는다.
    4. Ketamine infusion은 NMDA receptor를 차단하여 중추감작을 감소시킨다.
- 중재적 치료법
    1. 교감신경 차단은 CRPS의 위치에 따라서 진단 및 치료 목적으로 사용될 수 있다.

2. 진단적 교감신경차단의 효과가 있지만 기간이 짧은 경우, 고주파 교감신경 절제술을 고려할 수 있다.
3. 척추신경자극술은 dorsal column을 자극함으로써 신경병성 통증 조절에 도움이 된다.

List of Videos

Video 7.1 Stellate Ganglion Block
https://bcove.video/2rHuBXK

Video 7.2 Transaortic Celiac Plexus Block
https://bcove.video/2rGugEU

Video 7.3 Lumbar Sympathetic Block
https://bcove.video/2wAloFA

Video 7.4 Ganglion Impar Block
https://bcove.video/2rGuXy5

척추신경자극술(Spinal Cord Stimulation) 8

Spinal cord stimulator는 신경 및 신경계 손상 후에 발생하는 만성통증 치료의 방안 중 하나로, spinal neuromodulation 통증 관리 체계의 한 형태이다. Spinal cord stimulation은 최소 침습적인 reversible 한 치료방법으로, 외부의 pulse generator의 치료 유효성과 부작용을 평가하는 스크리닝 검사를 한 후에, 경피적으로나 수술로 epidural space에 electrode를 이식하는 방법이다.

MECHANISM OF ACTION

처음에 spinal cord stimulation는 척수의 후각에서 gate control theory에 따라 제통 효과를 나타내는 것으로 알려졌다. 후각의 substantia gelatinosa는 통증을 제어하는 gate system 이다. 작은 painful A-delta 및 C fiber와 큰 A-beta nerve fiber는 substantia gelatinosa에서 시냅스 연결한다. Large fiber activation은 이 gate를 닫아버림으로써 곧, 작은 painful small fiber를 저해시켜 통증을 줄이게 된다. 새로운 이론은 spinal cord stimulation이 보다 넓은 범위로 후각에 있는 neuron suppression을 시켜 neuropathic pain을 줄인다는 것이다.

Spinal cord stimulation 치료로 통증이 완화되는데는, 통증 조절의 central mechanism에 작용해야 하기에, 수 일에서 수 주가 소요된다.

INDICATIONS

특히 이 치료는 여러 치료에도 듣지 않는 만성 통증 환자에 적합한 데, 다음과 같은 적응증이 있다.

1. Failed back surgery syndrome : 통증의 원인으로 생각되는 척추 부위의 epidural space에 electrode를 위치시켜서, neuromodulatory effect가 나타나게 한다.
2. 상하지의 불응성 radiculitis
3. Complex regional pain syndrome(CRPS) : 기존 치료가 실패한 경우 효과적일 수 있다.
4. 기존 치료에 불응성인 HIV polyneuropathy 및 diabetic neuropathy
5. Epidural fibrosis 통증
6. Arachnoiditis 통증
7. 유럽에서는 intractable angina와 peripheral vascular disease가 흔한 적응증이다.

SCREENING

PSYCHOLOGICAL SCREENING

치료에 앞서, 보험회사에서도 요청되는 바이기도 한 것이 정신적인 문제가 있는지를 살피는 것이다. 고도의 우울, 불안, 스트레스 대처 및 신체화(somatization)와 건강 염려증(hypochondriasis)이 있을 경우, spinal cord stimulation 치료 후에 더 나쁜 결과를 가져올 수도 있다. 따라서 이런 정신적 문제를 우선 치료하는 것이 spinal cord stimulation 치료를 해 나가는데 있어서도 필요하다.

IMAGING STUDIES

척추영상검사는 이 시술을 하는데 있어 기술적인 문제는 없는지 살피기 위해 꼭 필요하다.

PACEMAKERS

Cardiac pacemaker와 체내 제세동기를 지닌 환자에서 spinal cord stimulator가 호환 가능한지는 반드시 사전에 체크해야 한다. 최신 양극성 페이스메이커는 전극이 우심실에 정확히 위치하고 있다면, 최소한의 영향만 있을 것이다. 제세동기를 가진 환자 역시 defibrillator discharge를 일으키지는 않는지 면밀히 살펴야 한다. 따라서 시술 전에 심장내과에 반드시 의뢰하는 과정이 필요하다.

DURATION OF PAIN

Spinal cord stimulation 치료는 통증이 시작된지 2~3년 내에라면 효과적이나, 6~7년 넘은 만성 통증의 경우에는 그 효과가 덜하다.

EQUIPMENT

IMPLANTABLE PULSE GENERATORS

통증을 억제하는데 적합하도록 전기 자극의 파장 폭, 주파수, 진폭을 변환하여 전달한다.

1. 주파수 : 전형적인 spinal cord stimulation은 50 Hz 내외의 상대적으로 저주파에서 stimulation을 하게 된다. 최근의 고주파 high-frequency(HF-10) generator는 10,000 Hz로 30초간의 파장 폭을 갖는 biphasic stimulator를 이용한다. 이러한 고주파 자극기는 감각이상(paresthesias)을 유발하지 않는다. 이 장치의 leads는 통증이 있는 부위에 위치하는데, 대개 top of

T8에 lead tip을 위치시키고, 나머지는 하지 통증 및 요통을 잡기 위해 top of T9에 위치시킨다. 일반적으로 trial & implantation동안 환자의 피드백을 요하지는 않는다.

2. Burst stimulation은 100만분의 1초(1 microsecond) 동안 40 Hz로, 다섯 개의 고주파 burst spike로 이루어진 spinal cord stimulation의 새로운 형태이다. Burst stimulation은 감각이상(paresthesias)을 유발하지 않으며, 기존 tonic stimulation에 비해서 neuropathic pain 감소에도 좀더 효과적이다.

LEADS

1. Surgical paddle leads는 편평한 모양의 2~5개의 electrode의 column을 가진 것으로, 척수에 한 방향으로 자극을 전하며 더 깊은 침투할 수 있도록 하는데 유용하나, bulky하여 척추 협착증 부위에는 사용을 피해야만 한다.
2. Percutaneous cylindrical leads는 14 G epidural needle을 통해 위치하게 되고, 전류를 circumferential하게 전달하며, 필요하다면 쉽게 제거도 가능하다. 가장 흔한 합병증은 시술 후 초기에 나타날 수 있는 lead migration이다.
3. Percutaneous paddle leads는 L1이나 그 아래 레벨에서 S-series paddle lead를 포함하여 multiple leads를 경피적으로 삽입할 수 있도록 한 새로운 entry system이다.

PROGRAMMERS

1. 환자는 통증 완화를 최적화로 할 수 있도록 세팅하는 조정장치(handheld programmer)를 갖게 되는데, 여러 프로그래밍된 세팅값들 중에서 선택할 수 있다.

PROCEDURE PLANNING

Trial & implantation 모두 fluoroscopy 유도 하에 외래에서 시행한다. 두 시술 모두 full skin preparation 및 draping을 하고, 시술 전에 항생제를 써야 하며, 철저히 소독된 테크닉으로 시행되야 한다. lead position의 위치는 통증의 위치에 따르는데, 대개는 다음과 같다.

LEAD PLACEMENT LEVELS	INDICATIONS
C2, C3	Occipital neuralgia, cervical postlaminectomy syndrome, axial neck pain
C4	Shoulder joint pain
C5, C6	Upper extremity: arm and hand pain, peripheral neuropathy involving upper extremities
C7	Hands, complex regional pain syndrome I/II
T2, T3	Angina
T4, T5	Postmastectomy pain syndrome, postthoracotomy pain syndrome, postherpetic neuralgia
T6, T7	Chronic intractable abdominal pain, chronic pancreatitis
T8, T9	Low back pain, lumbar postlaminectomy syndrome, axial low back pain
T10, T11	Lumbar radiculopathy, restless leg syndrome
T12	Hip pain, groin pain
S2	Urogenital pain, rectum, inguinal neuralgia, posthernia repair pain
S3	Vulvodynia, endometriosis

TRIAL DURATION

평균 trial 기간은 4~10일이다. 이 기간 동안에는 항응고제 및 항혈소판제제 복용 중인 환자는 세팅을 조정해 나갈 수 있다. 50% 이상의 통증이 줄어들게 되면, trial은 성공적으로 종료되고, 이어서 implantation을 권한다.

TRIAL TECHNIQUE

a. 환자 자세 : 환자는 요추전만을 줄이고자 요추부에 받침대를 대고 엎드린 자세를 취한다.
b. 시술 부위는 skin preparation을 시행하고, 무균식으로 drap을 한다.
c. 피부는 에피네프린을 섞은 1% 리도케인으로 마취한다.
d. 14 G 바늘로 계획한 자입점보다 한 두 레벨 아래의 척추체 pedicle의 내측 경계에서 경피적으로 삽입한다. 이는 paramedian walk-off approach로 epidural space에 점진적인 접근을 하여, acute angle을 유지함으로써 적절한 epidural entry를 확인하기 위해서다.
e. 30도에서 좀 더 shallow angle를 유지하며 fluoroscopy로 AP를 보고 바늘을 전진시켜 나간다.
f. Epidural access는 4~6장에서 언급된 공기나 생리식염수를 이용한 "loss of resistance" technique으로 시술이 가능한다.
g. Fluoroscopy의 측면 영상에서는 epidural space의 깊이를 가늠할 수 있다.
h. Dorsal epidural space entry가 만들어지면, leads를 넣기 시작하여 fluoroscopy 하에 점점 진행시킨다(Figures 8.1 and 8.4).
i. Lead가 위치를 잡게되면, 필요 시 stimulation 검사를 한다(Figures 8.2 and 8.3).
j. 검사를 마치면, stylet을 제거하고, lead가 움직이지 않는지 틈틈히 fluoroscopy

로 확인하면서 lead를 봉합, 부착 밴드, supplied anchors 등으로 고정시킨다.

k. 회복실에서, 환자는 external remote을 연결하고, 일상생활을 유지하는 방법에 대해 교육받는다.

COMPLICATIONS

a. Lead의 이동
b. Lead 깨짐
c. 장액종(Seroma) 형성
d. 감염
e. 경막천자/경막천자 후 두통
f. 경막외 출혈(응급)
g. 척수 외상
h. 신경 손상

CURRENT COMPANIES OFFERING SPINAL CORD STIMULATION

a. Medtronic
b. St. Jude Medical
c. Boston Scientific
d. Nevro
e. Nuvectra
f. Stimwave

EXAMPLES

Figure 8.1 **Lateral view of the cervical spinal cord stimulator trial.**

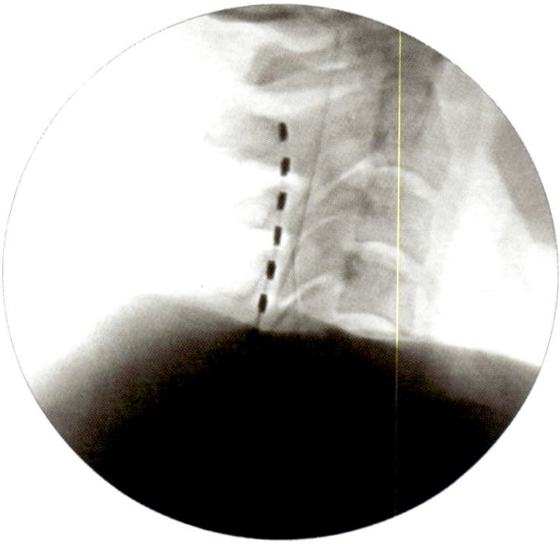

Figure 8.2 **AP view of the of the cervical spinal cord stimulator trial.**

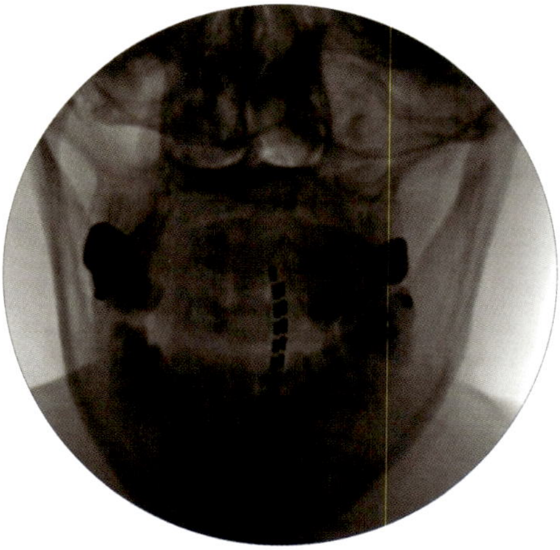

Figure 8.3 **AP view of the of the lumbar spinal cord stimulator trial.**

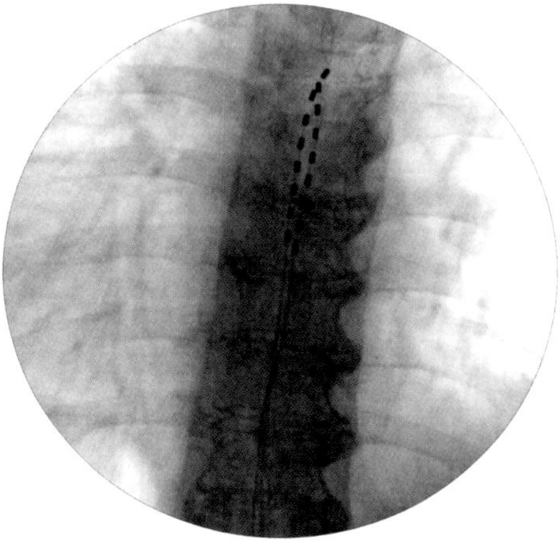

Figure 8.4 **Lateral view of the lumbar spinal cord stimulator trial.**

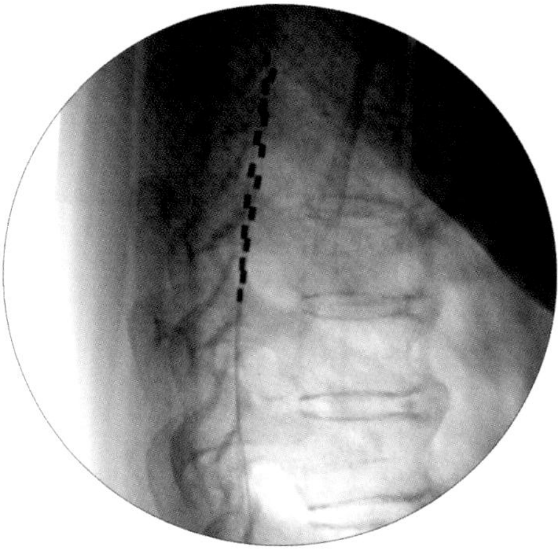

Sample Procedure Note

PREOPERATIVE DIAGNOSIS:	Lumbar radiculitis Lumbar disc displacement Low back pain
POSTOPERATIVE DIAGNOSIS:	Same
SURGEON:	______
ASSISTANT:	______
TITLE OF PROCEDURE: https://bcove.video/2wKXreG https://bcove.video/2rFlW8g	Percutaneous spinal cord stimulator trial, ______ Octrode electrode placement in the epidural space in the ______ region under fluoroscopic guidance Analysis and reprogramming of stimulator(Videos 8.1 and 8.2)
ANESTHESIA:	Monitored anesthesia care
PRE-OP ANTIBIOTICS:	______
ESTIMATED BLOOD LOSS:	None
COMPLICATIONS:	None
DRAINS:	None
IV FLUID	500 mL lactated ringer
PREOPERATIVE ANTIBIOTIC	______

IV, intravenous.

Indications: ______yearold ______ (male/female) complaining of ______ pain that radiates to the ______. The patient has tried conservative treatment and management including, but not limited to, interventional injections, physical therapy, rest, ice, heat, and oral medication management with minimal improvement of the pain. Our plan is to perform a spinal cord stimulator trial under fluoroscopic guidance today. The risks and benefi ts of ______ spinal cord stimulator trial were discussed in detail. The patient understands and accepts that the risks include, but are not limited to, increase in pain, nerve injury, infection, bleeding, hematoma, paralysis, spinal headache, stroke, discitis, and death. Alternatives to the spinal cord stimulator, or noninterventional therapy, were discussed and informed consent obtained.

DESCRIPTION OF PROCEDURE

Intravenous access was established. The patient was escorted to the fluoroscopy suite and placed in the prone position. Noninvasive monitoring was applied. Universal Site and Side Protocol was followed and documented. Safe Injection and Infection Control Practices as recommended by the Center for Disease Control, including the use of a face mask, were strictly followed. The lumbar area is widely prepped using chlorhexidine × 3 and isopropyl alcohol × 3 per protocol. A full body thyroid drape was used along with Ioban for sterile properties. A sterile drape/cover was placed over the Carm. Timeout was performed. The vertebral endplates were aligned. Using fluoroscopic guidance the lumbar vertebral bodies, spinous process, pedicles, and disc spaces were identified. ______ mL of ______ local anesthetic was infi ltrated into the skin and deeper tissue using a 25gauge needle. Under fluoroscopic guidance, a 14gauge Tuohy needle was placed midway between the spinous process and the pedicle of the ______ vertebral body on the______ side. Using a 45 to 60 degree angle, each needle was independently carried down to the epidural space at ______ under fluoroscopic guidance. Intermittent loss of resistance technique with saline was used to identify the epidural space. Once the epidural space was identifi ed, AP and lateral projections of the fluoroscope confi rmed adequate needle placement. At this time, a 45 cm Octrode lead was threaded through the Tuohy needle in the cephalad direction maintaining midline position and the posterior position of the epidural space. The leads were threaded up the ______ level. There was no cerebrospinal fluid (CSF) or heme at any time.

At this point, the patient was awo1ken from monitored anesthesia care (MAC) and the leads were tested with the company representative. We were able to achieve pain/paresthesia overlap over the dermatomal segments of the patient's pain. At this point, the needles and stylets were removed intact without diffi culty. The spinal cord stimulator leads were secured to the skin with 0 silk suture, sterile strips, mastisol, and tegaderm. The patient tolerated this procedure well, there were no complications noted. The patient was transported to the postanesthesia care unit (PACU) and was programmed with the representative. Once all programming was complete, the patient was discharged in hemodynamically and neurologically stable condition, with review of postprocedural instructions.

Plan: We will perform a 5day trial with the spinal cord stimulator. If the patient received 50% or greater improvement of their pain along with improved function of activity of daily living, we will plan on permanent implantation of the spinal cord stimulator system.

Attending Physician

List of Videos

Video 8.1 Cervical Spinal Cord Stimulator Trial

https://bcove.video/2wKXreG

Video 8.2 Thoracolumbar Spinal Cord Stimulator Trial

https://bcove.video/2rFlW8g

Bonus Videos: Other Commonly Performed Procedures

9

Trigeminal Nerve Block

- Indications : 삼차신경통(Treatment of trigeminal neuralgia), 눈 대상포진(herpes zoster ophthalmicus), 대상포진후 신경통(postherpetic neuralgia), 안면통증(facial pain)

Sample Procedure Note

PREOPERATIVE DIAGNOSIS:	Trigeminal neuralgia Facial pain
POSTOPERATIVE DIAGNOSIS:	Same
SURGEON:	______
ASSISTANT:	______
TITLE OF PROCEDURE: https://bcove.video/2jTZcwU	Diagnostic ______ trigeminal nerve block under fluoroscopic guidance(Video 9.1)
ANESTHESIA:	Local anesthesia
ESTIMATED BLOOD LOSS:	None
COMPLICATIONS:	None

Indications: _____ year-old (male/female) complaining of facial pain over the trigeminal nerve distribution. Our plan is to perform a diagnostic trigeminal nerve block under fluoroscopic guidance. The risks and benefi ts of (right/left) trigeminal nerve block were discussed in detail. The patient understands and accepts that the risks include, but are not limited to, increase in pain, nerve injury, infection, bleeding, hematoma, brain injury, paralysis, stroke, and death. Alternatives to nerve blocks, or noninterventional therapy were discussed, and informed consent obtained.

DESCRIPTION OF PROCEDURE

Intravenous access was established. The patient was escorted to the fluoroscopy suite and placed in the supine position. Noninvasive monitoring was applied. Universal Site and Side Protocol was followed and documented. Safe Injection and Infection Control Practices as recommended by the Center for Disease Control, including the use of face mask, were strictly followed. The face is widely prepped using isopropyl alcohol per protocol, and sterile drapes applied. Time-out was performed. Landmarks of the pterygoid plate were identifi ed. Using a 25-gauge needle, a skin wheal was raised with 1% lidocaine. A 25-gauge 3.5-inch short bevel needle was advanced on the _____ inferior to the pterygoid plate where the trigeminal nerve lies under fluoroscopic guidance. Appropriate needle placement was confi rmed using anteroposterior (AP) and lateral views of the fluoroscope. At this point, 2 mL of Omnipaque-240 contrast was injected under live fluoroscopic guidance through a T-Connector extension tubing outlining positive uptake of the trigeminal nerve. Aft er negative aspiration for heme and cerebrospinal fluid (CSF), a total volume of 2 mL of 25% bupivacaine was injected with ______ mg of dexamethasone through the needle. Once the procedure was completed, all needles were withdrawn from the patient intact. A bandage was applied to the puncture site. The patient tolerated this sequence well, there were no complications noted. The patient was discharged home in hemodynamically and neurologically stable condition, with review of postprocedural instructions.

Plan: We will follow up with the patient in 2 to 4 weeks to review the patient's pain diary for consideration of pulsed radiofrequency ablation of the trigeminal nerve.

____

Attending Physician

Subacromial Bursa Injection

- Indications : 삼각근 하낭염[Subdeltoid(subacromial) bursitis], 어깨충돌증후군(shoulder impingement syndrome), 유착관절낭염(동결근증후군)[adhesive capsulitis(frozen shoulder syndrome)], 회전근개건염(rotator cuff tendinosis)

Sample Procedure Note

PREOPERATIVE DIAGNOSIS:	Degenerative joint disease upper extremity Limb pain upper extremity Other nerve root plexus disorder
PPOSTOPERATIVE DIAGNOSIS:	Same
SURGEON:	______
ASSISTANT:	______
TITLE OF PROCEDURE:	______ Subacromial bursa injection with fluoroscopy(Video 9.2)
https://bcove.video/2wEm7po	
ANESTHESIA:	Local anesthesia
ESTIMATED BLOOD LOSS:	None
COMPLICATIONS:	None

Indications: Patient has been complaining of pain in the ______ shoulder. Our plan is to perform an intra-articular shoulder joint injection today. The risks and benefi ts of an intra-articular shoulder joint injection were discussed in detail. The patient understands and accepts that the risks include, but are not limited to, increase in pain, nerve injury, infection, bleeding, hematoma, stroke, and death. Alternatives to nerve blocks, or noninterventional therapy were discussed, and informed consent obtained.

DESCRIPTION OF PROCEDURE

The patient was escorted to the fluoroscopy suite and placed in the seated position. Noninvasive monitoring was applied. Universal Site and Side Protocol was followed and documented. Safe Injection and Infection Control Practices as recommended by the Center for Disease Control were strictly followed. The ______ shoulder area is widely prepped using isopropyl alcohol per protocol, and sterile drapes applied. Time-out was performed. Landmarks of the clavicle, humeral head, and coracoid process were easily identifi ed. Using a 30-gauge needle, a skin wheal was raised with 1% lidocaine. A 30-gauge 1.5-inch short bevel needle was placed into the ______ shoulder joint using the posterior lateral approach (subacromial) without diffi culty. Once the shoulder joint was entered, there was negative aspiration for heme. At this point, 40 mg of Kenalog with ______ mL of 25% preservative-free bupivacaine was injected without complication. Once the procedure was completed, all needles were withdrawn from the patient intact. A bandage was applied to the puncture site. The patient tolerated this procedure well, there were no complications noted. The patient was discharged home in hemodynamically and neurologically stable condition, with review of postprocedural instructions.

Plan: We will follow up with the clinic in 2 to 4 weeks.

Trochanteric Bursa Injection

- Indications : Trochanteric bursa으로 인한 고관절 통증(trochanteric bursitis)

Sample Procedure Note

PREOPERATIVE DIAGNOSIS:	Trochanteric bursitis Hip pain Limb pain
POSTOPERATIVE DIAGNOSIS:	Same
SURGEON:	______
ASSISTANT:	______
TITLE OF PROCEDURE: https://bcove.video/2wDNTCe	Diagnostic______ trochanteric bursa injection under fluoroscopic guidance Bursa arthrogram interpretation under fluoroscopy(Video 9.3)
ANESTHESIA:	Local Anesthesia
ESTIMATED BLOOD LOSS:	None
COMPLICATIONS:	None

Indications: ______ year-old ______ (male/female) complaining of pain in the hip, consistent with trochanteric bursitis. Our plan is to perform a diagnostic trochanteric bursa injection. The risks and benefi ts of ______ trochanteric bursa injections were discussed in detail. The patient understands and accepts that the risks include, but are not limited to, increase in pain, nerve injury, infection, bleeding, hematoma, paralysis, stroke, and death. Alternatives to nerve blocks, or noninterventional therapy were discussed, and informed consent obtained.

DESCRIPTION OF PROCEDURE

Intravenous access was established. The patient was escorted to the fluoroscopy suite and placed in the supine position. Noninvasive monitoring was applied. Universal Site and Side Protocol was followed and documented. Safe Injection and Infection Control Practices as recommended by the Center for Disease Control, including the use of face mask, were strictly followed. The hip area is widely prepped using isopropyl alcohol per protocol, and sterile drapes applied. Time-out was performed. Landmarks of the femoral head, trochanteric bursa were identified. Using a 25-gauge needle, a skin wheal was raised with 1% lidocaine. A 22-gauge 3.5-inch curved Quincke spinal needle was advanced on the ______ trochanteric bursa under fluoroscopic guidance. Once the trochanteric bursa was in contact, AP and lateral views of the fluoroscope confi rmed adequate needle placement. At this point, 2 mL of Omnipaque-240 contrast was injected under live fluoroscopic guidance through a T-Connector extension tubing outlining positive uptake of the trochanteric bursa. After negative aspiration for heme, a total volume of 8 mL of 25% bupivacaine was injected with 40 mg of Kenalog through the needle. Once the procedure was completed, all needles were withdrawn from the patient intact. A bandage was applied to the puncture site. The patient tolerated this sequence well, there were no complications noted. The patient was discharged home in hemodynamically and neurologically stable condition, with review of postprocedural instructions.

Plan: We will follow up with the patient in 2 to 4 weeks.

Piriformis Injection

- Indications : 이상근 증후군(Piriformis syndrome)

Sample Procedure Note

PREOPERATIVE DIAGNOSIS:	Piriformis syndrome Low back pain
POSTOPERATIVE DIAGNOSIS:	Same
SURGEON:	______
ASSISTANT:	______
TITLE OF PROCEDURE: https://bcove.video/2rHi1HW	Diagnostic ______ piriformis injection under fluoroscopic guidance(Video 9.4)
ANESTHESIA:	Monitored anesthesia care
ESTIMATED BLOOD LOSS:	None
COMPLICATIONS:	None

Indications: ______ year-old ______ (male/female) complaining of low back and lower extremity pain, consistent with piriformis syndrome. Our plan is to perform a diagnostic piriformis injection under fluoroscopic guidance today. The risks and benefi ts of ______ piriformis injection were discussed in detail. The patient understands and accepts that the risks include, but are not limited to, increase in pain, nerve injury, infection, bleeding, hematoma, paralysis, spinal headache, stroke, discitis, and death. Alternatives to nerve blocks, or noninterventional therapy were discussed, and informed consent obtained.

DESCRIPTION OF PROCEDURE

Intravenous access was established. The patient was escorted to the fluoroscopy suite and placed in the prone position. Noninvasive monitoring was applied. Universal Site and Side Protocol was followed and documented. Safe Injection and Infection Control Practices as recommended by the Center for Disease Control, including the use of face mask, were strictly followed. The low back and buttock area is widely prepped using isopropyl alcohol per protocol, and sterile drapes applied. Time-out was performed. Using fluoroscopic guidance, the sacrum, femoral head, and pubic symphysis were identifi ed. Using a 25-gauge needle, a skin wheal was raised with 1% lidocaine. Under fluoroscopic guidance in the AP and lateral views, a 22-gauge 3.5-inch curved Quincke tip spinal needle was advanced to near the femoral head and pelvis where the piriformis muscle lies on the ______. AP and lateral projections of the fluoroscope confi rmed adequate needle placement. Needle placement was then confi rmed using 2 mL of Omnipaque-240 contrast outlining a myogram. There was no evidence of intrathecal, epidural, or intravascular spread. Aft er negative aspiration for heme and CSF, a total volume of 8 mL of 25% bupivacaine was injected with 40 mg of Kenalog through the needle. Once the procedure was completed, all needles were withdrawn from the patient intact. A bandage was applied to the puncture site. The patient tolerated this sequence well, there were no complications noted. The patient was discharged home in hemodynamically and neurologically stable condition, with review of postprocedural instructions.

Plan: We will follow up with the patient in 2 to 4 weeks.

____

Attending Physician

Genicular Nerve Block

- Indications : 골관절염에 의한 만성 무릎통증 환자, 무릎 전치환술이 불가능한 환자, 무릎 전치환술을 원치않는 환자

Sample Procedure Note

PREOPERATIVE DIAGNOSIS:	Osteoarthritis Limb pain Other nerve root plexus disorder
POSTOPERATIVE DIAGNOSIS:	Same
SURGEON:	______
ASSISTANT:	______
TITLE OF PROCEDURE: https://bcove.video/2lEbql9	Diagnostic ______ genicular nerve block under fluoroscopic guidance(Video 9.5)
ANESTHESIA:	Monitored anesthesia care
ESTIMATED BLOOD LOSS:	None
COMPLICATIONS:	None

Indications: ______ year-old (male/female) complaining of pain in the knee, consistent with osteoarthritis. Our plan is to perform a diagnostic genicular nerve block. The risks and benefits of ______ genicular nerve block were discussed in detail. The patient understands and accepts that the risks include, but are not limited to, increase in pain, nerve injury, infection, bleeding, and hematoma. Alternatives to nerve blocks, or noninterventional therapy were discussed, and informed consent obtained.

DESCRIPTION OF PROCEDURE

Intravenous access was established. The patient was escorted to the fluoroscopy suite and placed in the supine position with a pillow behind the popliteal fossa. Noninvasive monitoring was applied. Universal Site and Side Protocol was followed and documented. Safe Injection and Infection Control Practices as recommended by the Center for Disease Control, including the use of face mask, were strictly followed. The knee area is widely prepped using isopropyl alcohol per protocol, and sterile drapes applied. Timeout was performed. Landmarks of the patella, medial and lateral epicondyle were identifi ed. Using a 25-gauge needle, a skin wheal was raised with 1% lidocaine. A 22-gauge 3.5-inch curved Quincke tip spinal needle was advanced over the medial and lateral femoral condyle and over the medial tibial condyle until bone was contacted on the _______ where the medial, lateral, and inferomedial genicular nerve lies. Aft er negative aspiration for heme, 2 mL of Omnipaque-240 was injected through a T-Connector extension tubing under real-time fluoroscopy outlining a neurogram. At this point, a total volume of 3 mL of 75% bupivacaine was injected with 40 mg of Kenalog in divided doses. Once the procedure was completed, all needles were withdrawn from the patient intact. A bandage was applied to the puncture site. The patient tolerated this sequence well, there were no complications noted. The patient was discharged home in hemodynamically and neurologically stable condition, with review of postprocedural instructions. We will follow up with the patient in 2 to 4 weeks.

Plan: If the patient receives 50% or greater pain relief from the procedure, we will perform radiofrequency thermal coagulation of the genicular nerves under fluoroscopic guidance.

____

Attending Physician

List of Videos

Video 9.1 Trigeminal Nerve Block

https://bcove.video/2jTZcwU

Video 9.2 Subacromial Bursa Injection

https://bcove.video/2wEm7po

Video 9.3 Trochanteric Bursa Injection

https://bcove.video/2wDNTCe

Video 9.4 Piriformis Injection

https://bcove.video/2rHi1HW

Video 9.5 Genicular Nerve Block

https://bcove.video/2IEbql9

Common Pain Diagnosis and ICD Codes

10

ICD-9 DIAGNOSIS CODE	ICD-9 DIAGNOSIS DESCRIPTION	ICD-10 DIAGNOSIS CODE	ICD-10 DIAGNOSIS DESCRIPTION
338.4	Chronic pain syndrome	G894	Chronic pain syndrome
350.1	Trigeminal neuralgia	G500	Trigeminal neuralgia
353.6	Phantom limb pain	G546	Phantom limb syndrome with pain
354.0	Carpal tunnel syndrome	G5600	Carpal tunnel syndrome, unspecified upper limb
		G5601	Carpal tunnel syndrome, right upper limb
		G5602	Carpal tunnel syndrome, left upper limb
354.2	Ulnar neuropathy	G5620	Lesion of ulnar nerve, unspecified upper limb
		G5621	Lesion of ulnar nerve, right upper limb
		G5622	Lesion of ulnar nerve, left upper limb
355.5	Tarsal tunnel syndrome	G5750	Tarsal tunnel syndrome, unspecified lower limb
		G5751	Tarsal tunnel syndrome, right lower limb
		G5752	Tarsal tunnel syndrome, left lower limb

ICD-9 DIAGNOSIS CODE	ICD-9 DIAGNOSIS DESCRIPTION	ICD-10 DIAGNOSIS CODE	ICD-10 DIAGNOSIS DESCRIPTION
355.9	Piriformis syndrome	G588	Other specified mononeuropathies
		G589	Mononeuropathy, unspecified
		G59	Mononeuropathy in diseases classified elsewhere
356.9	Peripheral neuropathy	G609	Hereditary and idiopathic neuropathy, unspecified
524.60	Temporomandibular joint dysfunction	M2660	Temporomandibular joint disorder, unspecified
715.15	Osteoarthritis, shoulder	M19011	Primary osteoarthritis, right shoulder
		M19012	Primary osteoarthritis, left shoulder
		M19019	Primary osteoarthritis, unspecified shoulder
715.16	Osteoarthritis, knee	M1710	Unilateral primary osteoarthritis, unspecified knee
		M1711	Unilateral primary osteoarthritis, right knee
		M1712	Unilateral primary osteoarthritis, left knee
721.0	Cervical spondylosis without myelopathy	M4721	Other spondylosis with radiculopathy, occipito–atlanto–axial region
		M4722	Other spondylosis with radiculopathy, cervical region
		M4723	Other spondylosis with radiculopathy, cervicothoracic region

ICD-9 DIAGNOSIS CODE	ICD-9 DIAGNOSIS DESCRIPTION	ICD-10 DIAGNOSIS CODE	ICD-10 DIAGNOSIS DESCRIPTION
		M47811	Spondylosis without myelopathy or radiculopathy, occipito-atlanto-axial region
		M47812	Spondylosis without myelopathy or radiculopathy, cervical region
		M47813	Spondylosis without myelopathy or radiculopathy, cervicothoracic region
		M47891	Other spondylosis, occipito-atlanto-axial region
		M47892	Other spondylosis, cervical region
		M47893	Other spondylosis, cervicothoracic region
721.3	Lumbar spondylosis without myelopathy	M4726	Other spondylosis with radiculopathy, lumbar region
		M4727	Other spondylosis with radiculopathy, lumbosacral region
		M4728	Other spondylosis with radiculopathy, sacral and sacrococcygeal region
		M47816	Spondylosis without myelopathy or radiculopathy, lumbar region
		M47817	Spondylosis without myelopathy or radiculopathy, lumbosacral region

ICD-9 DIAGNOSIS CODE	ICD-9 DIAGNOSIS DESCRIPTION	ICD-10 DIAGNOSIS CODE	ICD-10 DIAGNOSIS DESCRIPTION
		M47818	Spondylosis without myelopathy or radiculopathy, sacral and sacrococcygeal region
		M47896	Other spondylosis, lumbar region
		M47897	Other spondylosis, lumbosacral region
		M47898	Other spondylosis, sacral and sacrococcygeal region
722.0	Cervical herniated disc without myelopathy	M5020	Other cervical disc displacement, unspecified cervical region
		M5021	Other cervical disc displacement, high cervical region
		M5022	Other cervical disc displacement, midcervical region
		M5023	Other cervical disc displacement, cervicothoracic region
722.10	Lumbar herniated disc	M5126	Other intervertebral disc displacement, lumbar region
		M5127	Other intervertebral disc displacement, lumbosacral region
722.4	Cervical degenerative disc disease	M5030	Other cervical disc degeneration, unspecified cervical region

ICD-9 DIAGNOSIS CODE	ICD-9 DIAGNOSIS DESCRIPTION	ICD-10 DIAGNOSIS CODE	ICD-10 DIAGNOSIS DESCRIPTION
		M5031	Other cervical disc degeneration, high cervical region
		M5032	Other cervical disc degeneration, midcervical region
722.4	Cervical degenerative disc disease	M5033	Other cervical disc degeneration, cervicothoracic region
722.52	Lumbosacral degenerated disc disease	M5136	Other intervertebral disc degeneration, lumbar region
		M5137	Other intervertebral disc degeneration, lumbosacral region
722.83	Lumbar failed back surgery syndrome	M96.1	Postlaminectomy syndrome, not elsewhere classified
723.0	Cervical spinal stenosis	M4801	Spinal stenosis, occipito–atlanto–axial region
		M4802	Spinal stenosis, cervical region
		M4803	Spinal stenosis, cervicothoracic region
		M9920	Subluxation stenosis of neural canal of head region
		M9921	Subluxation stenosis of neural canal of cervical region
		M9930	Osseous stenosis of neural canal of head region
		M9931	Osseous stenosis of neural canal of cervical region

ICD-9 DIAGNOSIS CODE	ICD-9 DIAGNOSIS DESCRIPTION	ICD-10 DIAGNOSIS CODE	ICD-10 DIAGNOSIS DESCRIPTION
		M9940	Connective tissue stenosis of neural canal of head region
		M99.41	Connective tissue stenosis of neural canal of cervical region
		M99.50	Intervertebral disc stenosis of neural canal of head region
		M99.51	Intervertebral disc stenosis of neural canal of cervical region
		M99.60	Osseous and subluxation stenosis of intervertebral foramina of head region
		M99.61	Osseous and subluxation stenosis of intervertebral foramina of cervical region
		M99.70	Connective tissue and disc stenosis of intervertebral foramina of head region
		M99.71	Connective tissue and disc stenosis of intervertebral foramina of cervical region
723.1	Cervicalgia(neck pain)	M54.2	Cervicalgia
723.4	Cervical radiculopathy (radiculitis)	M50.10	Cervical disc disorder with radiculopathy, unspecified cervical region
		M50.11	Cervical disc disorder with radiculopathy, high cervical region
		M50.12	Cervical disc disorder with radiculopathy, midcervical region

ICD-9 DIAGNOSIS CODE	ICD-9 DIAGNOSIS DESCRIPTION	ICD-10 DIAGNOSIS CODE	ICD-10 DIAGNOSIS DESCRIPTION
		M50.13	Cervical disc disorder with radiculopathy, cervicothoracic region
723.8	Occipital neuralgia/ headache	M54.11	Radiculopathy, occipito-atlanto-axial region
		M54.12	Radiculopathy, cervical region
		M54.13	Radiculopathy, cervicothoracic region
		M53.81	Other specified dorsopathies, occipito-atlanto-axial region
		M53.82	Other specified dorsopathies, cervical region
		M53.83	Other specified dorsopathies, cervicothoracic region
		M54.81	Occipital neuralgia
724.02	Spinal stenosis of lumbar region	M48.06	Spinal stenosis, lumbar region
		M48.07	Spinal stenosis, lumbosacral region
		M99.23	Subluxation stenosis of neural canal of lumbar region
		M99.33	Osseous stenosis of neural canal of lumbar region
		M99.43	Connective tissue stenosis of neural canal of lumbar region
724.02	Spinal stenosis of lumbar region	N99.53	Intervertebral disc stenosis of neural canal of lumbar region
		N99.63	Osseous and subluxation stenosis of intervertebral foramina of lumbar region

ICD-9 DIAGNOSIS CODE	ICD-9 DIAGNOSIS DESCRIPTION	ICD-10 DIAGNOSIS CODE	ICD-10 DIAGNOSIS DESCRIPTION
		N99.73	Connective tissue and disc stenosis of intervertebral foramina of lumbar region
724.2	Low back pain(lumbago)	M54.5	Low back pain
724.3	Sciatica	M54.30	Sciatica, unspecified side
		M54.31	Sciatica, right side
		M54.32	Sciatica, left side
		M54.40	Lumbago with sciatica, unspecified side
		M54.41	Lumbago with sciatica, right side
		M54.42	Lumbago with sciatica, left side
724.4	Thoracic/lumbosacral neuritis/radiculitis, unspecified	M51.14	Intervertebral disc disorders with radiculopathy, thoracic region
		M51.15	Intervertebral disc disorders with radiculopathy, thoracolumbar region
		M51.16	Intervertebral disc disorders with radiculopathy, lumbar region
		M51.17	Intervertebral disc disorders with radiculopathy, lumbosacral region
		M54.14	Radiculopathy, thoracic region
		M54.15	Radiculopathy, thoracolumbar region

ICD-9 DIAGNOSIS CODE	ICD-9 DIAGNOSIS DESCRIPTION	ICD-10 DIAGNOSIS CODE	ICD-10 DIAGNOSIS DESCRIPTION
		M54.16	Radiculopathy, lumbar region
		M54.17	Radiculopathy, lumbosacral region
724.6	Disorders of the sacrum	M43.27	Fusion of spine, lumbosacral region
		M43.28	Fusion of spine, sacral and sacrococcygeal region
		M53.2X7	Spinal instabilities, lumbosacral region
		M53.2X8	Spinal instabilities, sacral and sacrococcygeal region
		M53.3	Sacrococcygeal disorders, not elsewhere classified
		M53.86	Other specified dorsopathies, lumbar region
		M53.87	Other specified dorsopathies, lumbosacral region
		M53.88	Other specified dorsopathies, sacral and sacrococcygeal region
726.0	Adhesive capsulitis	M75.00	Adhesive capsulitis of unspecified shoulder
		M75.01	Adhesive capsulitis of right shoulder
		M75.02	Adhesive capsulitis of left shoulder
726.10	Subacromial bursitis	M66.211	Spontaneous rupture of extensor tendons, right shoulder

ICD-9 DIAGNOSIS CODE	ICD-9 DIAGNOSIS DESCRIPTION	ICD-10 DIAGNOSIS CODE	ICD-10 DIAGNOSIS DESCRIPTION
		M66.212	Spontaneous rupture of extensor tendons, left shoulder
		M66.219	Spontaneous rupture of extensor tendons, unspecified shoulder
		M66.811	Spontaneous rupture of other tendons, right shoulder
		M66.812	Spontaneous rupture of other tendons, left shoulder
		M66.819	Spontaneous rupture of other tendons, unspecified shoulder
726.10	Subacromial bursitis	M75.50	Bursitis of unspecified shoulder
		M75.51	Bursitis of right shoulder
		M75.52	Bursitis of left shoulder
726.32	Lateral epicondylitis	M77.10	Lateral epicondylitis, unspecified elbow
		M77.11	Lateral epicondylitis, right elbow
		M77.12	Lateral epicondylitis, left elbow
726.5	Trochanteric bursitis	M25.751	Osteophyte, right hip
		M25.752	Osteophyte, left hip
		M25.759	Osteophyte, unspecified hip
		M70.60	Trochanteric bursitis, unspecified hip
		M70.61	Trochanteric bursitis, right hip
		M70.62	Trochanteric bursitis, left hip

ICD-9 DIAGNOSIS CODE	ICD-9 DIAGNOSIS DESCRIPTION	ICD-10 DIAGNOSIS CODE	ICD-10 DIAGNOSIS DESCRIPTION
		M70.70	Other bursitis of hip, unspecified hip
		M70.71	Other bursitis of hip, right hip
		M70.72	Other bursitis of hip, left hip
		M76.30	Iliotibial band syndrome, unspecified leg
		M76.31	Iliotibial band syndrome, right leg
		M76.32	Iliotibial band syndrome, left leg
728.71	Plantar fasciitis	M72.2	Plantar fascial fibromatosis
728.87	Muscle weakness (generalized)	M62.81	Muscle weakness (generalized)
729.1	Myofascial pain/ fibromyalgia	M60.80	Other myositis, unspecified site
729.1	Myofascial pain/ fibromyalgia	M79.1	Myalgia
		M79.7	Fibromyalgia
738.4	Spondylolisthesis	M43.00	Spondylolysis, site unspecified
		M43.01	Spondylolysis, occipito – atlanto – axial region
		M43.02	Spondylolysis, cervical region
		M43.03	Spondylolysis, cervicothoracic region
		M43.04	Spondylolysis, thoracic region
		M43.05	Spondylolysis, thoracolumbar region
		M43.06	Spondylolysis, lumbar region
		M43.07	Spondylolysis, lumbosacral region

ICD-9 DIAGNOSIS CODE	ICD-9 DIAGNOSIS DESCRIPTION	ICD-10 DIAGNOSIS CODE	ICD-10 DIAGNOSIS DESCRIPTION
		M43.08	Spondylolysis, sacral and sacrococcygeal region
		M43.09	Spondylolysis, multiple sites in spine
		M43.10	Spondylolisthesis, site unspecified
		M43.11	Spondylolisthesis, occipito-atlanto-axial region
		M43.12	Spondylolisthesis, cervical region
		M43.13	Spondylolisthesis, cervicothoracic region
		M43.14	Spondylolisthesis, thoracic region
		M43.15	Spondylolisthesis, thoracolumbar region
		M43.16	Spondylolisthesis, lumbar region
		M43.17	Spondylolisthesis, lumbosacral region
738.4	Spondylolisthesis	M43.18	Spondylolisthesis, sacral and sacrococcygeal region
		M43.19	Spondylolisthesis, multiple sites in spine
847.0	Cervical sprain/strain	S13.4XXA	Sprain of ligaments of cervical spine, initial encounter
		S13.8XXA	Sprain of joints and ligaments of other parts of neck, initial encounter

ICD-9 DIAGNOSIS CODE	ICD-9 DIAGNOSIS DESCRIPTION	ICD-10 DIAGNOSIS CODE	ICD-10 DIAGNOSIS DESCRIPTION
		S16.1XXA	Strain of muscle, fascia and tendon at neck level, initial encounter
847.1	Thoracic sprain	S23.3XXA	Sprain of ligaments of thoracic spine, initial encounter
		S23.8XXA	Sprain of other specified parts of thorax, initial encounter
847.2	Lumbar sprain	S33.5XXA	Sprain of ligaments of lumbar spine, initial encounter
Postlaminectomy syndrome (FBSS)		M96.1	
Intercostal neuralgia		G58.0	

FBSS, failed back surgery syndrome; ICD, International Classification of Diseases.

INDEX

D

E

F

G

H

I

K

L

M

T

U

V

W

X

Y

Z